Dimagrire con gioia: dieta viva e antinfiammatoria

La ricerca di un corpo sano e leggero non dovrebbe mai essere un percorso di privazione o sofferenza. È una danza gioiosa, una rinascita attraverso scelte consapevoli e attente. In questo libro ti invito a scoprire un approccio diverso alla "dieta": un'avventura nutrita di vitalità, piacere ed equilibrio.

La dieta viva e antinfiammatoria che propongo si basa su basi solide: cibi ricchi di vita, abitudini che onorano il corpo e una profonda riconnessione con i propri bisogni. Lontano da promesse illusorie e soluzioni temporanee, si tratta di costruire uno stile di vita sostenibile e gioioso, profondamente radicato nel rispetto di sé.

Attraverso queste pagine imparerai non solo come perdere peso, ma anche come trasformare il rapporto con il tuo corpo e il tuo piatto. Ti guiderò attraverso questo processo con strumenti semplici, ricette gustose e consigli pratici per bilanciare le tue emozioni e rivitalizzare le tue cellule.

Dimagrire con gioia significa reimparare ad ascoltare il proprio corpo, assaporare ogni boccone e ritrovare un senso di benessere che forse pensavi irraggiungibile. Insieme, rendiamo questo viaggio una celebrazione della vita.

Siete pronti a ballare con leggerezza ed energia? Iniziamo!

1. Perché perdere peso con gioia?

2. Comprendere l'infiammazione: il nemico silenzio

3. Vivi, mangia, vibra

4. Il peso delle nostre emozioni

5. I cibi vivi: un dono per il corpo

6. La magia della frutta fresca

7. Ascolta il tuo corpo, ascolta il tuo cuore

8. Acqua viva: la fonte di tutta la vita

9. Digiuno dolce, balsamo per il corpo

1. Perché perdere peso con gioia?

Dimagrire è spesso visto come una battaglia, una lotta feroce contro se stessi e contro i chili visti come nemici. Tuttavia, considerare la perdita di peso da questo punto di vista ci allontana dall'essenziale: prenderci cura di noi stessi con gentilezza e amore. Perché non trasformare questa ricerca in un'esperienza gioiosa, luminosa e arricchente?

La gioia è un'energia potente, capace di nutrire il corpo e la mente. Quando affrontiamo il processo di trasformazione con entusiasmo, creiamo un circolo virtuoso. Il nostro corpo reagisce positivamente all'amore che nutriamo per esso, i nostri sforzi diventano gesti naturali e la nostra mente, liberata dalle pressioni, fiorisce. Qui sta la chiave: perdere peso non è una punizione, ma una celebrazione.

Scegliere la gioia significa anche cambiare la propria visione del cibo. Invece di contare le calorie o privarsene, preferiamo cibi vivi, colorati e vivaci. Ogni pasto diventa un momento di piacere, un'occasione per nutrire le proprie cellule deliziando le proprie papille gustative. È scoprire che ciò che fa bene al corpo può essere anche delizioso, appagante e festoso.

Anche il movimento, spesso associato alla costrizione, può trasformarsi in fonte di felicità. In una passeggiata all'aria aperta, in una danza improvvisata o in uno stretching mattutino, riscopriamo la semplice gioia di sentire il nostro corpo in azione. L'idea non è forzare, ma divertirsi, giocare con la propria energia e assaporare ogni passo verso un benessere migliore.

Infine, la gioia apre la porta a un vero dialogo con se stessi. Ci invita ad ascoltare i nostri bisogni, a rispettare i nostri ritmi e a onorare le nostre vittorie, grandi o piccole. È coltivando questo rapporto gentile e rispettoso con il tuo corpo che trovi un equilibrio duraturo.

Perdere peso con gioia è molto più di un obiettivo fisico. È una filosofia di vita, un modo di abbracciare ogni tappa con gratitudine e leggerezza. Scegliendo la gioia come nostra guida, offriamo a noi stessi molto più di un cambiamento visibile: accogliamo una trasformazione interiore profonda e duratura.

2. Comprendere l'infiammazione: il nemico silenzioso

L'infiammazione è una risposta naturale e vitale del nostro corpo. Funziona come un meccanismo di difesa, un allarme di fronte a lesioni o aggressioni. Quando è puntuale e ben regolato, contribuisce alla guarigione. Ma quando prende piede in modo cronico, diventa un nemico insidioso, che impoverisce le nostre risorse e favorisce numerosi disturbi, compreso l'aumento di peso.

Nei nostri stili di vita moderni, l'infiammazione cronica è onnipresente. Spesso deriva da ciò che mettiamo nei nostri piatti: alimenti trasformati, zuccheri raffinati, grassi saturi o anche prodotti animali in eccesso. Queste scelte sovraccaricano l'organismo, lo infiammano lentamente e sbilanciano il nostro metabolismo.

Ma la dieta non è l'unica causa. Lo stress, uno stile di vita sedentario, la mancanza di sonno o anche l'esposizione a tossine ambientali alimentano questa fiamma opaca. A poco a poco, l'infiammazione cronica indebolisce i nostri organi, appesantisce il nostro corpo e altera la nostra energia.

Tuttavia, è possibile estinguere questo fuoco interiore. La chiave sta nel ritornare all'equilibrio. Privilegiando cibi vivi e vibranti – frutta, verdura cruda, semi germogliati e oli ricchi di omega-3 – forniamo al nostro corpo gli strumenti necessari per lenire questa infiammazione. Questi alimenti agiscono come alleati, fornendo antiossidanti e nutrienti essenziali che riparano e calmano il corpo.

Ma ciò non basta. Ritornare a un ritmo di vita armonioso è altrettanto essenziale. Respirare profondamente, camminare all'aria aperta, sorridere di più e rilasciare la tensione accumulata aiuta a ridurre l'infiammazione. Proprio come il riposo, che permette alle nostre cellule di rigenerarsi.

Comprendere l'infiammazione significa anche rendersi conto che non è un nostro nemico, ma un messaggero. Ci avvisa quando qualcosa non va, quando si instaura uno squilibrio. Ascoltandolo e rispondendo con gesti semplici e gentili, gli permettiamo di calmarsi.

L'infiammazione cronica non è inevitabile. Imparando a riconoscerne le cause e adottando uno stile di vita più in sintonia con le leggi della vita, possiamo trasformare questo circolo vizioso in un circolo virtuoso. E con esso ritrova un corpo leggero, vibrante di salute e una vita piena di gioia.

3. Vivi, mangia, vibra

La vita è una vibrazione. Ogni battito del nostro cuore, ogni respiro che facciamo, ogni pensiero che attraversa la nostra mente è un'onda che viaggia attraverso il nostro essere. Eppure, molto spesso, soffochiamo questa vibrazione. Lo comprimiamo sotto il peso del cibo morto, delle abitudini rigide e delle emozioni non digerite. Ma vivere pienamente significa riconnettersi con questa vibrazione originaria, lasciandola amplificare attraverso le nostre scelte, i nostri gesti e il nostro modo di nutrirci.

Mangiare non è un semplice atto per riempire lo stomaco; è uno scambio intimo con la vita. I cibi viventi – frutta, verdura cruda, semi germogliati – sono carichi di energia solare, di questa pura vibrazione che nutre le nostre cellule ed eleva il nostro spirito. Scegliendoli onoriamo il nostro corpo e gli offriamo un cibo che lo rigenera invece di appesantirlo.

Mangiare vivo significa anche semplificare. Riscopri il sapore crudo di un frutto maturato al sole, la freschezza croccante di una verdura appena colta. Ritornando alle origini liberiamo il nostro corpo dal sovraccarico, gli permettiamo di respirare di nuovo. Questa leggerezza nel piatto si traduce in leggerezza nel corpo, nei pensieri e nel cuore.

Ma vivere e mangiare non bastano. Devi vibrare. Vibrare significa ascoltare il proprio corpo, le sue esigenze e riconnettersi con ciò che di più puro c'è nella natura. È muoversi con gioia, ballare sotto la pioggia, ridere ad alta voce. Ogni movimento, ogni scoppio di risata è un invito a far circolare l'energia, a risvegliare questa vibrazione sopita.

Vibrare significa anche essere in armonia con noi stessi e con il mondo che ci circonda. È trasformare ogni pasto in un atto sacro, ogni gesto in una celebrazione della vita. Diventando consapevoli della nostra interdipendenza con la natura, impariamo a consumare con gratitudine, ad assaporare ogni boccone come un dono.

Quando viviamo, mangiamo e vibriamo in allineamento, tutto cambia. I chili in eccesso volano via, non perché li combattiamo, ma perché non hanno più il loro posto in un corpo pieno di vitalità. I blocchi emotivi si sciolgono, lasciando il posto a nuova energia.

Vivere, mangiare, vibrare è abbracciare la vita in tutta la sua ricchezza. Si tratta di illuminarsi, sbocciare e irradiarsi. Significa tornare a te stesso, nella gioia e nella semplicità, e lasciare che la vibrazione della vita ci attraversi pienamente.

4. Il peso delle nostre emozioni

Le nostre emozioni hanno un peso. Si depositano nelle nostre cellule, si incidono nei nostri tessuti e talvolta diventano pesanti fino a gravare su tutto il nostro corpo. Questo peso invisibile può accumularsi nel corso degli anni, influenzando la nostra salute, la nostra energia e anche la nostra linea. Comprendere questo legame tra emozioni e corpo è una chiave essenziale per perdere peso con gioia.

Quando viviamo momenti difficili, il nostro corpo entra in allerta. Lo stress, l'ansia o la tristezza generano tensione che si traduce in squilibri ormonali. Il cortisolo, spesso chiamato l'ormone dello stress, fa sì che il corpo immagazzini grasso, in particolare nell'addome. Questo meccanismo, ereditato dai nostri antenati per sopravvivere nei momenti di pericolo, diventa un peso nella nostra vita moderna dove lo stress è costante.

Ma il peso delle emozioni non dipende solo dagli ormoni. Ci sono anche queste ferite inespresse, questa rabbia repressa, questi dolori che nascondiamo dietro un boccone di cioccolata o un piatto troppo pieno. Mangiare diventa allora un rifugio, un tentativo di riempire un vuoto o lenire un dolore. Tuttavia, questa soluzione temporanea spesso ci chiude in un circolo vizioso: più mangiamo per consolarci, più ci allontaniamo dal vero sollievo.

Per alleggerire il tuo corpo, devi prima alleggerire il tuo cuore. Questo percorso prevede l'ascolto di sé, un ascolto profondo e attento. Accogliere le proprie emozioni, senza scappare da esse, permette loro di circolare invece di ristagnare. Piangere, ridere, urlare se necessario: ogni espressione libera una parte di questo peso invisibile.

Il cibo vivo può anche essere un potente strumento per bilanciare le nostre emozioni. Frutta e verdura crude, ricche di enzimi ed energia solare, nutrono non solo il corpo ma anche la mente. Leniscono le infiammazioni, comprese quelle causate dalle nostre emozioni. Mangiando con consapevolezza, assaporando ogni boccone, ristabiliamo una connessione profonda con noi stessi, che ci aiuta a gestire meglio le nostre emozioni.

Muoversi è altrettanto essenziale. Una passeggiata nella natura, una sessione di yoga o una danza spontanea aiutano a trasformare le energie stagnanti in forze vive. Questi semplici movimenti ci riconnettono al nostro corpo, ci liberano dalle nostre tensioni e aprono uno spazio di leggerezza interiore.

Il peso delle nostre emozioni non è inevitabile. È un invito ad approfondire se stessi per capirsi meglio, per rispettarsi meglio. Imparando ad ascoltare le nostre emozioni, ad accoglierle e a trasformarle, non ci limitiamo a perdere peso: diventiamo più leggeri, più liberi e ritroviamo la gioia di vivere in tutta la sua pienezza.

5. I cibi vivi: un dono per il corpo

Immagina un cibo pieno di vita, pieno di energia, pronto a nutrire ogni cellula del tuo corpo. I cibi vivi sono proprio questo: doni forniti direttamente dalla natura, intatti, vibranti e ricchi di tutto ciò che la vita ha da offrire. Frutta, verdura cruda, semi germogliati e noci crude non solo riempiono il nostro stomaco; si rigenerano, riparano e rivitalizzano.

Quando mangiamo cibi vivi, ingeriamo molto più dei nutrienti. Assorbiamo l'energia del sole catturata dalle piante, la forza della terra e l'acqua pura che contengono. Questi alimenti sono ancora vivi quando entrano nel nostro corpo, trasportando preziosi enzimi che aiutano la digestione e consentono ai nostri organi di riposare e rigenerarsi.

Il contrasto con gli alimenti trasformati è netto. Questi ultimi, spesso privi di vita e saturi di additivi, appesantiscono l'organismo e disgregano la nostra energia. Mettono a dura prova il nostro sistema digestivo e lasciano residui tossici che infiammano i nostri tessuti. Mangiare vivo significa alleggerirsi, dare al nostro corpo ciò che merita: il meglio della natura, nella sua forma più pura.

I frutti, con la loro ricchezza di vitamine, minerali e acqua strutturata, idratano e purificano in profondità il corpo. Le verdure crude sono ricche di fibre, antiossidanti e clorofilla, un vero e proprio restyling per le nostre cellule. I semi germogliati incarnano la vita in divenire e concentrano un'energia vitale eccezionale.

Integrando questi alimenti nella nostra vita quotidiana, offriamo al nostro corpo la possibilità di riequilibrarsi. A poco a poco l'infiammazione diminuisce, la digestione migliora, l'energia ritorna. Il corpo, alleggerito dai suoi sovraccarichi, ritrova la sua naturale vitalità e, con essa, un peso in armonia con la nostra essenza.

Ma i cibi vivi non si limitano a nutrire il corpo. Nutrono anche la mente. Mangiare un piatto colorato, addentare un frutto succoso, annusare la freschezza di un'erba aromatica, è connettersi alla bellezza della vita, a questa intelligenza naturale che sa cosa ci fa bene.

Adottare cibi vivi significa farsi un dono prezioso: quello della salute, dell'energia e della gioia. Significa dire sì a un'alimentazione che rispetti il nostro corpo e lo ringrazi per tutto ciò che fa per noi. Ed è scoprire che la natura, nella sua infinita generosità, ci offre tutto ciò di cui abbiamo bisogno per vivere, amare e vibrare.

6. La magia della frutta fresca

La frutta fresca è un vero tesoro della natura. Colorati, succosi, dolci, attirano i nostri sensi e risvegliano la nostra gioia di vivere. Ma al di là dell'aspetto e del sapore, i frutti sono una fonte di magia per il nostro corpo, un'offerta perfetta di vita.

Ogni frutto è un'alchimia divina. Nato da un albero o una pianta che ha catturato l'energia del sole, concentra questa luce in una forma commestibile, vibrante e accessibile. Quando mangiamo un frutto, assorbiamo questa energia solare pura e viva, che nutre le nostre cellule e risveglia la nostra vitalità.

I frutti sono ricchi di acqua strutturata, acqua piena di vita, perfettamente adattata alle nostre esigenze. Idratano, purificano e purificano il corpo in profondità, aiutando ad eliminare le tossine accumulate. Questo potere disintossicante è essenziale in un mondo in cui il nostro corpo è spesso sopraffatto da inquinanti esterni e cibi difficili da digerire.

Ma la magia della frutta non finisce qui. Il loro contenuto di fibre favorisce un transito intestinale ottimale, mentre le vitamine, i minerali e gli antiossidanti rafforzano il nostro sistema immunitario. Sono un concentrato di benefici, un elisir naturale per una salute radiosa.

Ciò che rende la frutta ancora più meravigliosa è la sua semplicità. Non c'è bisogno di cottura, non c'è bisogno di artifici: sono pronti per essere gustati così come sono. Questa semplicità alleggerisce il corpo tanto quanto la mente. Scegliendo di iniziare le nostre giornate con un pasto a base di frutta, offriamo al nostro corpo una meritata pausa, un'occasione per rigenerarsi e vibrare a pieno.

Anche la frutta fresca è una preziosa alleata per chi desidera ritrovare il peso ideale. La loro densità nutrizionale abbinata alla bassa densità calorica li rende alimenti perfetti per nutrire senza appesantire. Forniscono energia, saziano grazie alle loro fibre e regolano il desiderio di zuccheri, offrendo una dolcezza sana e naturale.

Mangiare frutta significa anche riconnettersi con la natura e i suoi ritmi. Ogni stagione porta i suoi frutti, adattati alle nostre specifiche esigenze. In estate i frutti ricchi di acqua, come meloni e angurie, ci rinfrescano e idratano. In inverno gli agrumi rafforzano le nostre difese immunitarie. Rispettare questa armonia stagionale significa onorare la saggezza della natura.

La magia della frutta fresca sta nella loro semplicità, nel loro potere e nella loro capacità di trasformare il nostro corpo e la nostra mente. Integrandoli ogni giorno nella nostra alimentazione, scegliamo la vita, la gioia e la leggerezza. Sono molto più di un alimento: sono una benedizione, un promemoria che la natura, in tutta la sua generosità, si prende cura di noi in ogni momento.

7. Ascolta il tuo corpo, ascolta il tuo cuore

Il corpo e il cuore sono le due guide più preziose che abbiamo. Ci parlano ogni giorno, attraverso sensazioni, emozioni, segnali a volte sottili, a volte insistenti. Ma nel trambusto della nostra vita moderna, quanto spesso ci prendiamo davvero il tempo per ascoltarli? Tuttavia, per perdere peso con gioia e ritrovare un equilibrio duraturo, è fondamentale riconnettersi con questa saggezza interiore.

Ascoltare il proprio corpo significa dargli l'attenzione che merita. È osservare come reagisce a ciò che mangiamo, alle nostre scelte, ai nostri ritmi. Un corpo che diventa più pesante, che si infiamma o che si stanca non è un corpo ceduto: è un corpo che comunica, che ci dice che ha bisogno di cambiamento. Quando mangiamo cibi pesanti, lavorati o privi di vita, i nostri corpi protestano. Lo fa attraverso disagio digestivo, dolore e mancanza di energia. Questi messaggi sono inviti a cambiare rotta, a privilegiare cibi semplici, vivi, vibranti.

Ma ascoltare il proprio corpo significa anche rispettarne i ritmi. Non siamo macchine. Ci sono giorni in cui l'energia abbonda, ed altri in cui il riposo è necessario. Imparare a seguire questi cicli naturali, senza forzarli, ti dà l'opportunità di funzionare in armonia con te stesso, piuttosto che contro te stesso.

Ascoltare il proprio cuore è altrettanto fondamentale. Il cuore è la nostra bussola emotiva. Lui sa cosa ci nutre davvero, oltre il piatto. Ci parla dei nostri desideri, delle nostre gioie, dei nostri bisogni affettivi. Troppo spesso riempiamo un vuoto emotivo mangiando troppo. Cerchiamo nel cibo ciò che solo una connessione autentica con noi stessi o con gli altri può offrirci.

Per ascoltare il tuo cuore, devi permetterti di sentire. Accetta le tue emozioni, siano esse piacevoli o scomode, senza giudicarle. Queste emozioni sono messaggeri preziosi, ci rivelano ciò che conta davvero. Un cuore sereno e allineato ci guida naturalmente verso scelte più sane, più rispettose del nostro corpo e del nostro benessere generale.

La magia accade quando corpo e cuore lavorano insieme. Un corpo nutrito con cibi vivi ed energia pura vibra più forte, diventa più leggero e diventa un fedele alleato. Un cuore ascoltato e rasserenato smette di cercare inutili risarcimenti, diventa motore di una vita piena di senso e di piacere.

Ascoltare il proprio corpo e il proprio cuore significa scegliere l'amore, il rispetto e la gentilezza verso se stessi. È comprendere che la trasformazione non nasce da uno sforzo faticoso, ma da un dialogo interiore dolce e sincero. È in questo ascolto che nasce la gioia di vivere pienamente, di essere in accordo con noi stessi e di lasciare che la vita scorra liberamente dentro di noi.

8. Acqua viva: la fonte di tutta la vita

L'acqua è la base di tutto. È il primo alimento, il primo rimedio, la prima fonte di vita. I nostri corpi, come il nostro pianeta, sono fatti di acqua. Eppure spesso ne sottovalutiamo l'importanza.

L'acqua viva è molto più di un liquido. È acqua in movimento, carica di energia e minerali. Nutre, idrata e pulisce in profondità le nostre cellule. Ma l'acqua stagnante, morta, quella che si trova nelle bottiglie o nei rubinetti, non ha più questa vitalità. Si idrata a malapena e può persino sovraccaricare il nostro corpo con residui inutili.

I nostri antenati bevevano l'acqua dei fiumi, delle sorgenti pure. Quest'acqua, energizzata dai movimenti della natura, portava la vita al suo interno. Oggi, per ritrovare questa qualità, possiamo ricorrere a fonti naturali, utilizzare sistemi di filtrazione tonificanti o addirittura energizzare l'acqua di casa, agitandola o lasciandola riposare al sole.

L'acqua viva non è solo l'acqua che beviamo. È anche ciò che consumiamo attraverso cibi ricchi di acqua, come frutta e verdura cruda. Questi alimenti sono pieni di acqua strutturata, la forma di acqua più vicina a quella che le nostre cellule riconoscono e assorbono. Mangiare vivo è anche bere vivo.

Bere acqua viva è regalare al vostro corpo un vero bagno interiore. Trasporta i nutrienti, elimina i rifiuti e regola la nostra temperatura. Lenisce le infiammazioni, lubrifica le articolazioni e mantiene la fluidità del sangue.

Quando ci manca l'acqua viva, il corpo si esaurisce. Le tossine si accumulano, la digestione rallenta, la pelle perde luminosità. Ma quando lo offriamo in abbondanza, tutto diventa più chiaro. L'energia ritorna, gli organi funzionano meglio e il peso in eccesso inizia a scomparire.

Bere consapevolmente è essenziale. Ascolta la tua sete, bevi lentamente, assapora ogni sorso. L'acqua non è un semplice bisogno, è un dono da donare al proprio corpo. Bevendo acqua viva, nutriamo la vita dentro di noi, ci riconnettiamo con la natura, la sua semplicità e la sua potenza.

L'acqua viva è una preziosa alleata per ritrovare la gioia, l'equilibrio e la leggerezza. È la chiave per un corpo in armonia e una mente chiara. Ogni bicchiere d'acqua, ogni frutto succoso, ogni cibo vivace è una promessa di vita. E questa vita sta a noi coltivarla, con amore e gratitudine.

9. Digiuno dolce, balsamo per il corpo

Il digiuno è una pratica antica quanto la vita stessa. Gli animali in natura digiunano istintivamente quando sono malati o stanchi. È il loro modo di lasciare che il proprio corpo si ripari. Abbiamo dimenticato questa semplice saggezza, ma è ancora lì, a portata di mano.

Il digiuno dolce non è una privazione. È un riposo offerto al nostro corpo. Smettendo di sovraccaricare il nostro sistema digestivo, liberiamo energia preziosa. Questa energia può quindi essere utilizzata per purificare, rigenerare e guarire.

Durante il digiuno il corpo ricorre alle sue riserve. Elimina prima ciò che è inutile: tossine, cellule danneggiate, grassi in eccesso. È un processo naturale e profondamente intelligente. Ogni organo diventa più leggero, ogni cellula si purifica.

Il digiuno dolce può assumere diverse forme. Ciò può comportare il consumo solo di acqua pura, tisane o succhi freschi per alcune ore o alcuni giorni. Può trattarsi anche di un semplice alleggerimento dei pasti, saltando una cena o sostituendo un pasto pesante con della frutta. La cosa principale è rispettare il proprio corpo e ascoltarlo.

Inizialmente il corpo potrebbe protestare. Si può avvertire la fame o apparire disagio. Questi sono segnali che la pulizia è iniziata. Ma rapidamente si instaura una sensazione di leggerezza e chiarezza. L'energia ritorna, la pelle si schiarisce e la mente diventa più calma.

Il digiuno dolce è particolarmente utile per ridurre l'infiammazione. Interrompendo l'assunzione costante di cibi spesso irritanti, il corpo può calmare i suoi fuochi interiori. Il dolore diminuisce, le articolazioni diventano più libere e l'equilibrio ritorna.

Questa pratica è anche un momento di riconnessione. Durante il digiuno impariamo a distinguere la vera fame dalle voglie. Ci rendiamo conto che spesso abbiamo mangiato per abitudine, emozione o distrazione. Il digiuno ci riporta alle origini.

Non si tratta di forzare, ma di supportare. Un digiuno di successo è un digiuno che rispetta le nostre esigenze. Iniziando lentamente, circondandosi di cibi vivi prima e dopo, il corpo si adatta e ringrazia.

Il digiuno dolce è un dono che facciamo a noi stessi. È un balsamo per il corpo, un momento di pausa e di rigenerazione. Ci insegna la pazienza, l'ascolto e la gratitudine verso il nostro corpo, questo fedele compagno che, giorno dopo giorno, lavora per il nostro benessere.

10. Verdura cruda: la forza della terra

Le verdure crude sono un dono della natura, un concentrato di vitalità direttamente dalla terra. Sono vivi, pieni di energia, ricchi di tutto ciò di cui il nostro corpo ha bisogno per prosperare.

Ogni verdura cruda porta con sé la memoria della terra, l'energia del sole e la purezza dell'acqua. Quando li mangiamo, assorbiamo questa forza. Ci nutrono ben oltre i nutrienti: ci riconnettono alla fonte, alla natura nella sua forma più generosa.

Mangiare verdure crude significa dare al proprio organismo un alimento intero e intatto. Nessun fuoco ha distrutto i loro preziosi enzimi, questi piccoli operai che facilitano la nostra digestione e alleggeriscono il nostro corpo. Le fibre che contengono spazzano via delicatamente i residui accumulati, ripulendo il nostro intestino come un ruscello che lava via le pietre dal suo letto.

I colori delle verdure crude non sono lì per caso. Il verde degli spinaci e del prezzemolo è ricco di clorofilla, un potente agente depurativo e ossigenante. Il rosso delle barbabietole o dei ravanelli energizza e stimola la circolazione. Il giallo e l'arancio di carote e peperoni illuminano la nostra pelle e proteggono le nostre cellule grazie ai loro antiossidanti.

Quando addentiamo una verdura cruda assaporiamo la vita. Ogni boccone è un'esplosione di freschezza, un connubio di sapori semplici e autentici. Questa semplicità nutre non solo il corpo, ma anche la mente. Ci ricorda che per stare bene non abbiamo bisogno di molto: basta ciò che la terra ci offre.

Anche le verdure crude sono preziose alleate per ritrovare il peso ideale. Povere di calorie, ricche di acqua e fibre, saziano senza appesantire. Aiutano l'organismo a regolarsi in modo naturale, a depurarsi e a liberare i grassi immagazzinati. Il loro effetto alcalinizzante combatte le infiammazioni, ripristinando l'equilibrio acido-base così spesso alterato dalla dieta moderna.

Per apprezzarli appieno basta lasciare parlare la propria creatività. Insalate colorate, bastoncini croccanti, carpacci delicati, succhi freschi: le possibilità sono infinite. L'importante è privilegiare le verdure di stagione, che sprigionano tutto il loro potenziale.

Mangiare verdure crude significa riconnettersi con la terra. È nutrirsi della sua forza, della sua generosità. Significa anche scegliere un'alimentazione viva, rispettosa del nostro corpo e del nostro ambiente. Ritornando a questa semplicità ritroviamo nuova energia, gioiosa leggerezza, radiosa salute.

11. Respira per eliminare

Respirare è vivere. Tuttavia, spesso sottovalutiamo il potere del nostro respiro. Ogni inspirazione nutre le nostre cellule, ogni espirazione le libera dalle loro scorie. La respirazione è molto più di un semplice automatismo: è uno strumento fondamentale per purificare il corpo e alleggerire la mente.

Quando respiriamo profondamente, offriamo al nostro corpo una generosa dose di ossigeno. Questo prezioso gas è il carburante delle nostre cellule. Grazie ad esso trasformano i nutrienti in energia, ma soprattutto eliminano ciò di cui non hanno più bisogno. Una buona respirazione attiva il nostro metabolismo e facilita la pulizia interna.

Il respiro è anche un potente alleato per liberarsi dalle tossine acide. Quando il corpo lavora a pieno regime, produce scorie che la respirazione può eliminare. Ogni espirazione rilascia anidride carbonica, un residuo metabolico che il corpo non riesce a trattenere. Una respirazione troppo breve o superficiale rallenta questo processo e le tossine si accumulano, favorendo l'infiammazione e l'eccesso di peso.

Imparare a respirare significa donare al proprio corpo una nuova leggerezza. Non si tratta di forzare, ma di trovare un ritmo naturale, ampio e regolare. La respirazione addominale, ad esempio, è l'ideale. Gonfiando la pancia mentre inspiriamo e lasciandola sgonfiare mentre espiriamo, massaggiamo i nostri organi interni. Questo movimento delicato stimola il sistema linfatico e facilita l'eliminazione delle scorie.

Respirare significa anche ritrovare la concentrazione. Nelle nostre vite frenetiche, spesso ci sentiamo a corto di fiato. Corriamo, ci stressiamo, dimentichiamo di prenderci il tempo per sistemarci. Respirando consapevolmente calmiamo il nostro sistema nervoso, riduciamo lo stress e favoriamo una migliore digestione. Un corpo rilassato digerisce meglio, assimila meglio, elimina meglio.

Il movimento amplifica ulteriormente questo potere. Quando camminiamo, corriamo, balliamo o pratichiamo attività fisica, il nostro respiro si intensifica naturalmente. Diventa un pendolo che alimenta i nostri muscoli ed evacua le tossine più rapidamente. Lo sport, abbinato alla respirazione profonda, è un vero e proprio trattamento purificante per il corpo.

Infine, respirare significa riconnettere corpo e mente. Ogni inspirazione è un invito ad accogliere la vita, ogni espirazione, un'opportunità per lasciare andare. Imparando a respirare pienamente eliminiamo non solo le tossine fisiche, ma anche le tensioni e le emozioni stagnanti.

Il nostro respiro è una chiave semplice, gratuita, accessibile in ogni momento. Respirando meglio viviamo meglio. Ed eliminando attraverso la respirazione, alleggeriamo i nostri corpi, calmiamo le nostre menti e facciamo spazio a una gioia più profonda.

12. Zucchero naturale, amico o nemico?

Lo zucchero è al centro di molte domande. Dovremmo diffidarne, evitarlo o abbracciarlo? La risposta sta nella sua natura. Non tutti gli zuccheri sono uguali e comprendere questa differenza è essenziale per trovare un equilibrio felice e sano.

Lo zucchero naturale, quello che si trova nella frutta, nella verdura, nel miele grezzo o anche in alcuni semi oleosi, è un vero dono. È accompagnato da fibre, minerali, enzimi e talvolta acqua viva. Questi elementi rallentano l'assimilazione dello zucchero nel nostro corpo, prevenendo i picchi di zucchero nel sangue e gli attacchi di stanchezza che ne conseguono.

La frutta fresca, ad esempio, è ricca di fruttosio, uno zucchero semplice ma intelligente. Se consumato nel suo involucro naturale, con le sue fibre e sostanze nutritive, nutre ed energizza. La fibra della frutta rallenta l'assorbimento dello zucchero, fornendo energia costante senza sovraccaricare il corpo.

D'altro canto lo zucchero isolato, anche se di origine naturale, può diventare un nemico se consumato in eccesso o senza equilibrio. Il miele pastorizzato, gli sciroppi concentrati o anche i succhi di frutta industriali spesso perdono la loro naturale ricchezza e sovraccaricano il fegato. Il corpo, sopraffatto, converte questo surplus in grasso, favorendo infiammazioni e aumento di peso.

Il vero problema risiede nella nostra dipendenza dal gusto dolce. Ci siamo dimenticati di assaporarlo con parsimonia, di apprezzarlo nella sua forma più pura. Saturando il nostro palato con cibi artificialmente dolci, desensibilizziamo le nostre papille gustative e cerchiamo sempre di più.

Ritornare allo zucchero naturale significa riscoprire un sano rapporto con la dolcezza. Vuol dire prediligere un frutto maturo, un cucchiaio di miele grezzo o qualche dattero, piuttosto che un dolce pesante o dei biscotti industriali. Significa anche rieducare le nostre papille gustative, riscoprendo il piacere di un gusto equilibrato, dove acidità, amaro e dolcezza si incontrano armoniosamente.

Lo zucchero naturale diventa un alleato quando viene integrato in una dieta viva e variata. Nutre energia, sostiene la fatica, ma soprattutto placa la voglia compulsiva di dolci. Mangiare un mango maturo o addentare una mela succosa appaga il corpo e la mente, molto più di un prodotto trasformato.

Il segreto, come sempre, sta nell'ascolto e nella moderazione. Imparando a riconoscere le vere esigenze del nostro corpo, rispettandone gli equilibri, facciamo dello zucchero naturale un alleato. Non è né nemico né eroe, ma compagno di viaggio, da assaporare con gratitudine e discernimento.

13. Detossificazione: purificarsi per rinascere

Il nostro corpo è una meraviglia di intelligenza e resilienza. Giorno dopo giorno lavora per mantenere l'equilibrio nonostante i nostri eccessi e i nostri errori. Ma a volte si ritrova sopraffatto, saturo di tossine che non riesce più ad eliminare. Stanchezza, infiammazione, peso stagnante: questi i segnali che ci manda per richiedere una depurazione importante.

La disintossicazione è quel momento prezioso in cui decidiamo di liberare il corpo dai suoi fardelli. È un processo naturale, un ritorno alle origini. Il corpo sa come pulirsi, ma per farlo ha bisogno di spazio e sostegno. Offrendogli pause digestive, cibi vivi e un'idratazione sufficiente, lo aiutiamo a riprendere fiato.

Le tossine si accumulano ovunque: nei nostri organi, nei nostri tessuti, anche nella nostra mente. Provengono dal nostro cibo, spesso troppo raffinato e acidificante, dall'aria che respiriamo, dai prodotti che utilizziamo. Rallentano le nostre funzioni vitali, ingombrano le nostre cellule, appesantiscono i nostri pensieri.

Pulire è alleggerire. Quando il fegato, i reni, l'intestino o la pelle vengono liberati da questo peso, ritrovano la loro vitalità. Il fegato può di nuovo filtrare efficacemente, i reni eliminare le scorie, l'intestino assimilare ciò che fa bene, la pelle respirare. Ogni organo rinasce, ogni cellula si sveglia.

Il processo di disintossicazione non dovrebbe essere brusco. Non si tratta di forzare, ma di guidare dolcemente. I primi passi a volte possono creare confusione. Quando le tossine lasciano i loro nascondigli, il corpo può reagire: mal di testa, stanchezza temporanea, piccoli sfoghi. Questi segnali sono testimonianza del lavoro in corso. Passano velocemente, per far posto a nuova energia.

Gli strumenti di disintossicazione sono semplici e potenti. Succhi freschi di verdura e frutta, ricchi di enzimi, nutrono e detergono. Le tisane drenanti aiutano gli emuntori a svolgere la loro opera. Un'attività fisica delicata, come camminare o yoga, stimola la circolazione e l'eliminazione. E soprattutto il riposo, fisico e mentale, permette al corpo di concentrare le proprie forze su questo rinnovamento.

Questa pulizia non si ferma a livello fisico. Liberando il corpo, liberiamo anche la mente. Le tossine emotive, spesso sepolte, vengono in superficie. Rabbia, tristezza o paure possono riemergere, ma anche loro sono lì per essere liberate. La disintossicazione diventa allora un atto completo di rinascita, una purificazione che tocca ogni aspetto del nostro essere.

Quando il corpo è pulito, vibra in modo diverso. Ritorna la leggerezza, la mente si schiarisce, subentra la gioia. Tutto diventa più semplice: muoversi, pensare, amare. Purificarsi per rinascere significa riscoprire questa sensazione di essere vivi, pienamente connessi a se stessi e al mondo. Significa fare spazio all'energia della vita, che circola liberamente, senza ostacoli.

14. Oli essenziali per la salute

Gli oli essenziali sono come tesori concentrati della natura. Sono l'essenza stessa delle piante, catturandone la forza vitale e le proprietà uniche. Da secoli ci accompagnano per lenire, rafforzare e armonizzare il nostro corpo e la nostra mente.

Ogni goccia contiene un universo. Che si tratti della lavanda calmante, della melaleuca purificante o del limone energizzante, gli oli essenziali offrono una serie di benefici a sostegno della nostra salute generale. Agiscono in profondità, riequilibrando i sistemi dell'organismo, calmando le infiammazioni e favorendo la rigenerazione cellulare.

Integrandoli in un percorso di benessere, diventano preziosi alleati. Supportano la digestione, leniscono il dolore, migliorano la qualità del sonno e rafforzano l'immunità. La loro azione è sottile ma potente, perché agiscono a tutti i livelli: fisico, emotivo e anche energetico.

Anche gli oli essenziali hanno il loro ruolo da svolgere nella ricerca del peso equilibrato. Alcuni, come l'olio essenziale di limone o pompelmo, aiutano a drenare le tossine e stimolare il metabolismo. Altri, come la menta piperita o lo zenzero, calmano l'appetito e aiutano la digestione.

Tuttavia il loro utilizzo richiede rispetto e cautela. Questi concentrati naturali sono potenti e devono essere maneggiati con cura. Spesso bastano una o due gocce per sentire gli effetti. Diluire in olio vegetale o diffondere nell'aria sono modi semplici ed efficaci per beneficiare dei loro benefici senza rischiare di irritare la pelle o le mucose.

Oltre ai loro benefici fisici, gli oli essenziali ci aiutano a ritrovare la concentrazione. Il loro profumo agisce sulle nostre emozioni, calmando lo stress, risvegliando la gioia o calmando la tensione. Creano un'atmosfera di serenità che nutre sia il cuore che il corpo.

Gli oli essenziali, se scelti con attenzione e utilizzati con rispetto, diventano un ponte tra noi e la natura. Ci ricordano che ogni pianta porta con sé saggezza, forza, un invito a prenderci cura di noi stessi con dolcezza e autenticità.

In un approccio di salute e leggerezza, ci accompagnano come un respiro sottile, un sostegno discreto ma profondo. Arricchiscono la nostra vita quotidiana con il loro profumo e il loro potere, ricordandoci che la natura, in tutta la sua generosità, ha già previsto tutto per aiutarci a vivere meglio.

15. Succhi freschi: elisir di vitalità

I succhi freschi sono una vera alchimia tra natura e corpo. Concentrano la vita di frutta e verdura, donandoci in un solo sorso l'energia e i nutrienti di cui le nostre cellule hanno bisogno. La loro forza sta nella loro semplicità: nutrono, detergono e rivitalizzano delicatamente.

Quando un frutto o una verdura vengono spremuti a freddo, sprigionano la loro essenza. Gli enzimi, queste piccole chiavi magiche della vita, rimangono intatti. Partecipano alla digestione, attivano il metabolismo e consentono al corpo di assimilare rapidamente vitamine e minerali. I succhi freschi non richiedono quasi nessuno sforzo da parte del nostro sistema digestivo, lasciando più energia per la rigenerazione e l'eliminazione delle tossine.

Un bicchiere di succo verde, preparato con verdure in foglia, cetriolo e una piccola mela, è un vero e proprio bagno di clorofilla. Questa sostanza vegetale purifica il sangue, alcalinizza il corpo e nutre ogni cellula. Il succo di barbabietola, ricco di ferro, sostiene il fegato e aumenta la vitalità. Gli agrumi, ricchi di vitamina C, rafforzano il sistema immunitario e forniscono una freschezza radiosa.

Anche i succhi freschi sono preziosi partner per alleggerire il corpo. Aiutano a interrompere i cicli di voglia di dolci fornendo dolcezza naturale e soddisfacente. Supportano il fegato e i reni nel loro lavoro di eliminazione, idratando in profondità. Un'idratazione viva, ricca di sostanze nutritive, che nutre dall'interno e illumina la pelle.

È importante scegliere frutta e verdura di qualità, preferibilmente biologica, per evitare di ingerire residui di pesticidi. I succhi vanno consumati subito dopo l'estrazione, poiché è in questo momento che sono più vivaci. Le macchine ad estrazione lenta sono ideali per preservarne tutte le proprietà.

I succhi freschi non sostituiscono i cibi integrali, ma li completano. Agiscono come stimoli, infusioni di vitalità nella nostra vita quotidiana. Una pulizia a base di succhi, anche breve, può offrire una vera sferzata di energia e schiarire la mente.

Oltre ai loro benefici fisici, ci ricollegano a una dieta piena di vita. Ogni sorso è un ricordo della ricchezza che la natura mette a nostra disposizione, ponte tra la terra e il nostro corpo. I succhi freschi ci invitano a rallentare, assaporare e nutrire con consapevolezza.

Integrando questi elisir nelle nostre abitudini, facciamo un passo verso una ritrovata leggerezza. Una leggerezza che non si limita al corpo, ma che tocca anche la mente e l'anima. I succhi freschi sono la porta verso una gioiosa vitalità, un'arte di vivere vibrante e luminosa.

16. L'intestino, il nostro secondo cervello

L'intestino è molto più di un organo di digestione. È una vera interfaccia tra il nostro mondo interiore ed esteriore, una fonte di vita e vitalità. È chiamato il "secondo cervello" perché ha una propria rete di neuroni, capaci di pensare, sentire e comunicare con il nostro cervello principale.

Questa pancia che ci trasporta è la sede delle nostre emozioni, della nostra immunità e del nostro benessere. È anche il punto di partenza della nostra energia. Quando è sano ed equilibrato, tutto il corpo segue. Ma quando viene interrotto da una dieta inadeguata, dallo stress o dalle tossine, tutta la macchina si ferma.

La flora intestinale, il microbiota che popola le nostre viscere, è una sinfonia di microrganismi. Batteri, lieviti, funghi: insieme partecipano alla digestione, sintetizzano le vitamine e rafforzano la nostra barriera immunitaria. Ma questa armonia è fragile. Una dieta povera di fibre, ricca di zuccheri raffinati e prodotti trasformati, può distruggere questo equilibrio e aprire la porta all'infiammazione.

Ascoltare il proprio istinto significa innanzitutto tornare a una dieta vivente. Le verdure crude, ricche di fibre, nutrono i batteri buoni. Gli alimenti fermentati, come i crauti o il kefir, forniscono probiotici naturali che ripristinano e diversificano il microbiota. Privilegiando questi alimenti aiutiamo il nostro stomaco a ritrovare la sua armonia.

Anche la masticazione gioca un ruolo fondamentale. Prendersi il tempo per masticare con attenzione prepara l'intestino al lavoro, facilita l'assimilazione e riduce il gonfiore. Mangiare consapevolmente e con calma favorisce una digestione pacifica ed efficiente.

Un intestino calmato influenza il nostro umore. I ricercatori hanno scoperto che molti ormoni, come la serotonina, vengono prodotti nella pancia. Questo ormone della felicità, essenziale per il nostro equilibrio mentale, dipende direttamente dalla salute del nostro microbiota. Nutrire il proprio intestino significa anche nutrire la propria gioia di vivere.

L'intestino, seppure discreto, parla un linguaggio chiaro. Gonfiore, fastidio, stanchezza dopo i pasti: questi sono segnali d'allarme. Imparando ad ascoltarli e a rispondere con gentilezza, forniamo al nostro corpo una solida base per funzionare al meglio.

Prendersi cura del proprio intestino significa concedergli delle pause digestive, attraverso pasti più leggeri o anche periodi di digiuno moderato. Detergerlo delicatamente con succhi freschi o tisane lenitive. E significa soprattutto offrirgli cibi che vibrano di vita.

Quando l'intestino ritrova il suo equilibrio, tutto il corpo diventa più leggero e radioso. Lo stomaco, calmato, diventa un centro di energia e serenità. Ci connette al nostro intuito, alle nostre emozioni profonde e ci invita a vivere con più consapevolezza e gratitudine.

17. Rilascia le tossine con il movimento

Il corpo umano è fatto per muoversi. Ogni articolazione, ogni muscolo, ogni organo partecipa ad una danza sottile, quella della vita. Quando restiamo fermi, questa danza rallenta e, con essa, le funzioni essenziali al nostro benessere. Il movimento è molto più di un semplice dispendio di energie: è la chiave per disintossicare, rigenerare e tonificare l'organismo.

Quando ci muoviamo, tutto si attiva. I muscoli, contraendosi, svolgono il ruolo di pompe naturali, favorendo la circolazione sanguigna e linfatica. La linfa, questo fluido discreto ma essenziale, trasporta i rifiuti e le tossine verso gli organi di eliminazione. Un corpo in movimento stimola questo sistema di depurazione e aiuta a drenare gli eccessi accumulati.

La sudorazione è un'altra meraviglia della natura. Attraverso la pelle, il nostro terzo rene, il corpo evacua le tossine. Spesso basta una camminata veloce, una sessione di yoga dinamica o una danza gioiosa per innescare questo processo. Il sudore non è una debolezza, è una forza, la prova che il corpo sta lavorando per noi.

Muoversi significa anche massaggiare i nostri organi interni. Torsioni, allungamenti e respiri profondi, come quelli praticati nello yoga o nel pilates, stimolano l'intestino, attivano il fegato e danno energia ai reni. Ogni movimento diventa allora una cura, un invito a lasciare andare ciò che non ha più il suo posto in noi.

Il movimento non deve essere una costrizione, ma una gioia. Trova un'attività che risuoni con te, che si tratti di ballare, camminare nella natura, nuotare o semplicemente allungare il corpo quando ti svegli. L'importante è riconnettersi con la propria vitalità, sentire l'energia scorrere e rendere ogni gesto una celebrazione della vita.

Il rilascio delle tossine non è limitato al fisico. Il movimento influenza anche le nostre emozioni. Una passeggiata all'aria aperta può calmare la mente, un allenamento intenso può rilasciare la tensione accumulata e una danza intuitiva può risvegliare una gioia sepolta. Il corpo e la mente sono inseparabili e ogni movimento li avvicina all'armonia.

Ascolta il tuo corpo. Ti parlerà del ritmo di cui ha bisogno. A volte morbido e fluido, a volte energico e potente. Rispettare i loro desideri e limiti. Bastano anche pochi minuti al giorno per risvegliare le naturali forze disintossicanti.

Muovendoti rendi omaggio a questo corpo che ti trasporta. Gli dai i mezzi per purificarsi, rigenerarsi e fiorire. Ogni passo, ogni allungamento, ogni respiro ti avvicina alla salute vibrante e ad uno spirito leggero.

18. Cibi che alimentano la gioia

La gioia è un'energia sottile che mette radici nel nostro corpo prima di illuminare la nostra mente. Ciò che mangiamo gioca un ruolo centrale nel modo in cui questa energia scorre attraverso di noi. Gli alimenti vivi, colorati e vibranti non si limitano a nutrire le nostre cellule. Risvegliano in noi una luce interiore, una leggerezza che si traduce in gioia.

I frutti sono i gioielli della natura. La loro naturale dolcezza conforta, il loro succo idrata e la loro ricchezza di vitamine nutre la mente. Un mango maturo, un ananas succoso o una semplice mela croccante forniscono molto più che semplici nutrienti. Trasmettono la vitalità del sole che li ha fatti maturare, l'energia della terra che li ha portati.

Le verdure crude, con i loro colori vivaci, ci ricordano la diversità e l'abbondanza della vita. Una carota appena sgranocchiata o un'insalata dalle mille sfumature apportano fibre depurative e minerali rinforzanti. Agiscono come alleati silenziosi, creando un terreno fertile per la serenità e l'equilibrio.

I semi oleosi, come le mandorle e le noci, sono piccoli tesori di energia. Ricchi di acidi grassi buoni, nutrono il cervello, questo organo chiave delle nostre emozioni. Ne basta una manciata per sostenere il nostro umore e calmare le nostre voglie emotive.

Le erbe aromatiche, come il basilico, la menta o il prezzemolo, apportano un tocco di freschezza e magia ai nostri piatti. Il loro profumo semplice calma e risveglia i sensi. Utilizzati in succhi o in infusi, disintossicano e stimolano delicatamente.

Gli alimenti fermentati, come il kefir o i crauti, riparano la nostra flora intestinale. Aiutano questo "altro cervello", il nostro intestino, a comunicare meglio con il resto del corpo. Un microbiota equilibrato favorisce la produzione di serotonina, l'ormone della felicità, e nutre così la nostra gioia dall'interno.

È inoltre fondamentale scegliere alimenti semplici, poco trasformati, che provengano dalla natura e siano rispettosi della vita. Quanto più un alimento si avvicina allo stato grezzo, tanto più porta con sé energia pura e intatta. Questa energia è ciò che alimenta il nostro entusiasmo, la nostra lucidità mentale e la nostra capacità di assaporare ogni momento.

Mangiare per nutrire la gioia significa anche onorare il momento del pasto. Mastica lentamente, assaporando ogni sapore, ringraziando la terra per la sua abbondanza. È un atto di connessione con se stessi, con gli altri e con il mondo.

I cibi che alimentano la gioia non sono solo quelli che mettiamo in bocca. Sono anche quelli che scegliamo con amore, quelli che prepariamo con cura e quelli che condividiamo con coloro che contano. Perché la gioia, come la vita, è fatta per circolare, offrirsi e moltiplicarsi.

19. La chiave degli abbinamenti alimentari

Il corpo umano è una meraviglia di precisione. Digerisce, assimila ed elimina in sottile armonia. Questo delicato meccanismo, però, può essere interrotto se non rispettiamo l'arte degli abbinamenti alimentari. Scegliere le giuste combinazioni alimentari permette al nostro organismo di lavorare in modo fluido, senza sovraccarichi o inutili affaticamenti.

Ogni alimento ha una sua natura e un suo tempo di digestione. La frutta, ad esempio, viene digerita rapidamente, spesso in meno di un'ora. Le proteine, come le noci o i legumi, richiedono diverse ore. Quando mescoliamo cibi incompatibili, il processo digestivo rallenta, causando fermentazione, gonfiore e accumulo di tossine.

Un pasto equilibrato inizia dalla semplicità. La frutta è preferibilmente consumata da sola, al di fuori dei pasti principali. La loro velocità di digestione li rende un'ottima scelta per spuntini o colazioni leggere. Combinati con altri gruppi alimentari, rischiano di fermentare nello stomaco, creando disagio e pesantezza.

Le verdure sono grandi alleate della digestione. Crudi o leggermente cotti, si abbinano armoniosamente con quasi tutto. Un piatto di verdure crude e proteine, come semi germogliati o legumi, aiuta a nutrire l'organismo senza appesantirlo.

Gli alimenti ricchi di amido, come riso o patate, richiedono un'attenzione particolare. La loro digestione richiede un ambiente alcalino, mentre le proteine richiedono un ambiente acido. Mescolare i due può rallentare la digestione e stancare il corpo. È meglio accompagnare i farinacei con le verdure, per un pasto leggero ed equilibrato.

Anche l'idratazione è essenziale, ma ha il suo momento. Bere grandi quantità durante un pasto diluisce gli enzimi digestivi e rallenta il lavoro dello stomaco. È meglio dare priorità a una buona idratazione tra i pasti e ridurre al minimo le bevande mentre si mangia.

Imparare le giuste combinazioni alimentari significa anche ascoltare il proprio corpo. Ogni persona ha le proprie esigenze, il proprio ritmo. Osservando come ci sentiamo dopo un pasto, affiniamo la nostra capacità di scegliere ciò che realmente ci si addice.

Rispettare l'arte degli abbinamenti alimentari significa offrire al nostro organismo un ambiente favorevole all'equilibrio. Una digestione armoniosa libera energia, nutre la lucidità mentale e contribuisce alla gioia interiore. È un regalo semplice, ma potente, che ci facciamo ad ogni pasto.

20. Semplificare la tavola per alleggerire la mente

La semplicità è un atto d'amore verso se stessi. Semplificando il nostro piatto, semplifichiamo anche la vita del nostro corpo e, per estensione, quella della nostra mente. Una dieta variata non significa un piatto sovraccarico. È nell'equilibrio e nell'armonia che risiede la vera ricchezza.

Quando mescoliamo troppi alimenti nello stesso pasto, mettiamo a dura prova il nostro corpo oltre le sue necessità. Ogni alimento richiede enzimi specifici, tempi di digestione diversi e talvolta un ambiente chimico contraddittorio. Questa complessità rallenta il processo digestivo ed esaurisce le nostre riserve energetiche.

Un pasto semplice, composto da pochi alimenti ben scelti, fornisce tutto ciò di cui l'organismo ha bisogno senza sovraccaricarlo. Spesso basta un'insalata di verdure crude, qualche seme germogliato e un filo di olio spremuto a freddo per nutrire in profondità le nostre cellule. Questo tipo di pasto leggero consente al corpo di concentrarsi sulla riparazione e sull'eliminazione piuttosto che sulla laboriosa digestione.

Semplificare il piatto significa anche imparare a rispettare le stagioni. Ogni periodo dell'anno offre cibi adatti alle nostre esigenze. In estate, i frutti succosi idratano e rinfrescano. In inverno, gli ortaggi a radice si riscaldano e si rafforzano. Ritornare a questa semplicità stagionale ci riconnette alla natura e ai suoi cicli.

Mangiare semplicemente è anche un modo per ristabilire un rapporto sano con il cibo. Quando il piatto è troppo complesso la mente può perdersi nei desideri e negli eccessi. Il cibo semplice e vivo calma le compulsioni e ci aiuta a ritrovare un rapporto sereno con ciò che consumiamo.

La mente diventa pesante quando il corpo è disordinato. Una digestione difficile, un fegato sovraccarico o un intestino sofferente influenzano direttamente il nostro umore e i nostri pensieri. Optando per pasti più semplici liberiamo spazio, sia nello stomaco che nella testa.

Questo ritorno alla semplicità non significa rinunciare al piacere. Si tratta, al contrario, di riscoprire il vero sapore del cibo. Un pomodoro maturato al sole, una manciata di frutti di bosco freschi o una verdura croccante ci ricordano come la natura sa fare bene le cose.

Semplificando il piatto ci diamo la possibilità di rallentare, respirare e assaporare appieno. Ogni pasto diventa un momento di gratitudine, una benefica pausa dalla frenesia della vita quotidiana. È una scelta che alleggerisce il corpo, libera la mente e nutre la gioia.

21. Il ruolo della masticazione nella sazietà

Mangiare è un atto essenziale, ma spesso lo facciamo troppo in fretta, senza assaporarne la ricchezza. Masticare è però molto più di un semplice gesto meccanico. È il primo passo verso una digestione armoniosa e una sazietà duratura.

Quando mastichiamo lentamente diamo al nostro corpo il tempo di prepararsi. Gli enzimi digestivi, come l'amilasi presente nella saliva, stanno già iniziando il loro lavoro. Questo processo preliminare consente allo stomaco di ricevere il cibo più frammentato e più facile da digerire.

Ma la masticazione non si ferma al ruolo digestivo. Svolge un ruolo chiave nel segnale di sazietà inviato dal cervello. Masticando a lungo diamo tempo al nostro corpo di percepire i segnali che è nutrito e può fermarsi. Questa sensazione di sazietà non arriva all'improvviso, ma gradualmente, grazie a un sottile dialogo tra il sistema digestivo e il cervello.

I cibi vivi, ricchi di fibre, invitano naturalmente a masticare più lentamente. Sgranocchiare una carota, assaggiare una foglia di cavolo o assaporare una manciata di mandorle ti costringe a rallentare. Questo rallentamento è prezioso: ci riconnette alla sensazione del mangiare e ci aiuta a evitare gli eccessi.

Mangiare velocemente, invece, sconvolge questo equilibrio. Quando divoriamo un pasto, i segnali di sazietà arrivano troppo tardi. Il corpo è già stato sovraccaricato prima che abbia il tempo di dire "stop". Ciò può portare a disturbi digestivi e ad una sensazione di pesantezza che grava sulla nostra vitalità.

Masticare significa anche prendersi il tempo per assaporare. La consistenza, il gusto, la freschezza del cibo si rivelano pienamente quando gli prestiamo questa attenzione. Ogni boccone diventa un momento di piacere, e questo piacere nutre sia l'anima che il corpo.

Adottare una masticazione consapevole ripristina la dimensione sacra del pasto. Non si tratta solo di mangiare per nutrirsi, ma di prendersi cura di sé in ogni momento. Masticando lentamente, onoriamo ciò che mangiamo, rispettiamo il nostro corpo e coltiviamo un rapporto più equilibrato con il cibo.

Questo semplice gesto, spesso trascurato, è una chiave preziosa per ritrovare la leggerezza. I frutti sono una digestione calmata, una sazietà duratura e una vera presenza a se stessi. Masticare è un atto d'amore, un dono che ci facciamo ad ogni pasto.

22. Mangia meno, vivi di più

I nostri tempi ci spingono a consumare troppo. Troppo cibo, troppo velocemente, troppo spesso. Eppure la vera abbondanza non si trova nell'eccesso, ma nella qualità e nella consapevolezza. Mangiare di meno non è privarsi, è scegliere di mangiare in modo diverso, con più amore e rispetto per se stessi.

Quando riduciamo le quantità, diamo al nostro corpo la possibilità di concentrarsi su ciò che conta davvero: digerire, riparare e rinnovare le proprie cellule. Un organismo magro è un organismo che respira meglio, che ritrova il suo equilibrio e la sua naturale vitalità.

Il sovraccarico di cibo ti rende stanco. Appesantisce il fegato, mette a dura prova l'intestino e crea un eccesso di tossine. Mangiando di meno permettiamo al nostro sistema digestivo di riposare. Questo riposo libera energia preziosa, che il corpo può utilizzare per altre funzioni essenziali: eliminazione, rigenerazione e lotta contro le infiammazioni.

Ridurre le porzioni significa anche riscoprire il vero gusto del cibo. Basta un boccone di verdura croccante, un frutto maturo o una manciata di semi saporiti per soddisfare le nostre esigenze. Quando mangiamo meno, ogni cibo diventa un tesoro, ogni pasto una celebrazione per le nostre papille gustative e la nostra mente.

Riguarda anche il ritmo. Distanziando i pasti, dando al nostro corpo il tempo di digerire e assimilare, rispettiamo i suoi bisogni. Il corpo non è progettato per digerire costantemente. Le pause regolari gli permettono di purificarsi, rinnovarsi e fornirci energia duratura.

Mangiare meno significa ascoltare il proprio corpo. La sensazione di fame non è un nemico, ma una guida. Imparare a distinguere la vera fame dalle voglie emotive o dalle abitudini alimentari è un percorso verso la libertà. Scopriamo che spesso abbiamo bisogno di meno di quanto pensassimo.

Questa scelta di mangiare meno non significa rinunciare al piacere. Al contrario, ti invita ad assaporare appieno ogni momento. Una dieta leggera nutre il corpo senza appesantirlo e nutre anche la mente con nuova lucidità.

Vivere di più significa sentirsi leggeri, vigili e in armonia con se stessi. Mangiando di meno facciamo spazio a ciò che conta davvero: energia, gioia e benessere. È una scelta semplice ma potente che apre le porte a una vita più ricca e vibrante.

23. L'energia dei semi germogliati

I semi germogliati sono un miracolo della natura, un'esplosione di vita racchiusa in un elemento così piccolo. Solo loro incarnano il potere della trasformazione. Da semplici semi, in pochi giorni diventano un concentrato di vitalità, ricco di enzimi, vitamine e minerali.

Quando consumiamo i semi germogliati, assorbiamo questa energia vitale. Questi piccoli tesori stanno crescendo, portando una forza che sostiene la nostra stessa energia. Nutrono in profondità l'organismo, pur essendo leggeri da digerire, ideali per un organismo che cerca equilibrio e leggerezza.

Ogni seme racchiude al suo interno il potenziale di un'intera pianta. Mentre germina, rilascia i suoi nutrienti e li rende molto più biodisponibili. Il processo di germinazione riduce gli inibitori enzimatici presenti nei semi secchi, rendendo minerali come calcio, magnesio o ferro più accessibili al corpo.

I semi germogliati non sono solo un'incredibile fonte di sostanze nutritive, ma sono anche vivi. Mangiandoli, introduciamo nel nostro corpo una dieta vivace, che fornisce molto più delle semplici calorie. Aiutano a riattivare la nostra energia vitale e supportano le nostre cellule nella loro rigenerazione.

La loro leggerezza li rende perfetti per accompagnare un pasto o arricchire un'insalata. Basta una manciata di semi germogliati per trasformare un piatto qualunque in una vera festa per il corpo. Sono anche un modo economico e semplice per mangiare sano. Bastano un barattolo, un po' d'acqua e qualche giorno per avere a disposizione queste pepite di vita.

Consumare semi germogliati è anche un atto di riconnessione con la natura. Il loro processo di crescita, così rapido e così visibile, ci ricorda la forza della vita. Integrandoli nella nostra dieta, facciamo una scelta consapevole: privilegiare la vita, la freschezza e l'essenza stessa di ciò che la natura può offrirci.

Questi piccoli germogli sono anche alleati nella gestione del nostro peso. Ricchi di fibre, favoriscono la sazietà sostenendo il transito intestinale. Aiutano a mantenere un microbiota sano, essenziale per una digestione regolare e un sistema immunitario rafforzato.

Offrire al nostro corpo semi germogliati significa dargli cibo puro, vivo e profondamente nutriente. Si avvicina ad un'alimentazione semplice e significativa, che nutre il corpo risvegliando la mente.

24. Superfood: booster naturale

Nel mondo delle piante e degli alimenti, alcuni si distinguono per la loro eccezionale ricchezza. Si chiamano "superfood". Questo termine non è una dichiarazione di moda, ma un riconoscimento della loro capacità di nutrire, purificare e rivitalizzare il corpo.

Questi tesori naturali concentrano i nutrienti in quantità sorprendenti. Sono spesso ricchi di vitamine, minerali, antiossidanti, acidi grassi essenziali e persino enzimi. La loro densità nutrizionale li rende preziosi, anche in piccole quantità. Aggiungendoli alla nostra dieta, diamo al nostro corpo una spinta naturale per ritrovare il suo equilibrio.

La spirulina, ad esempio, è una microalga dalle proprietà incredibili. Fonte eccezionale di proteine complete, è ricca di ferro, vitamina B12 e beta-carotene. Una piccola dose è sufficiente per fornire energia, sostenere l'immunità e alcalinizzare il corpo.

I semi di Chia sono delle vere e proprie bombe di omega-3. Questi acidi grassi essenziali supportano la salute del cervello, riducono l'infiammazione e migliorano l'equilibrio ormonale. Idratate, formano un gel che aiuta a regolare il transito intestinale e a prolungare il senso di sazietà.

Il cacao crudo, lontano dal cioccolato lavorato, è una fonte inestimabile di magnesio, antiossidanti e sostanze che stimolano il buon umore. Consumato in piccole quantità, aiuta a ridurre lo stress nutrendo il sistema nervoso.

Le bacche di Acai, provenienti dalle foreste amazzoniche, sono un elisir di giovinezza. Ricchi di antiossidanti, proteggono le cellule dall'invecchiamento, rafforzano il sistema immunitario e favoriscono una carnagione luminosa.

Integrare questi superalimenti non è cercare una soluzione miracolosa. Non sostituiscono una dieta viva e varia, ma la arricchiscono. Agiscono come preziosi alleati, fornendo quell'energia e quella vitalità extra di cui a volte il corpo può mancare.

La chiave è la semplicità. Sono sufficienti un cucchiaio di spirulina in un succo fresco, qualche seme di chia in un frullato o una manciata di bacche di acai su una macedonia. Queste piccole abitudini, assunte con regolarità, trasformano la nostra alimentazione in una vera e propria fonte di cura.

Questi alimenti non sono lì solo per colmare le carenze, ma per risvegliare il nostro potenziale. Ci ricordano che la natura è piena di soluzioni per supportarci. Scegliendo i superfood facciamo un passo verso un'alimentazione consapevole, ricca di significato e di vita.

25. Nemici della vitalità: i cibi morti

La vitalità si nutre della vita. Tuttavia, questo semplice principio viene spesso dimenticato nella nostra società moderna, dove il cibo morto ha invaso i nostri piatti. Cosa sono questi cibi morti? Sono coloro che hanno perso la loro essenza vivente, la loro energia naturale. Trasformati, denaturati, raffinati, non forniscono più nulla al corpo, se non un'illusione di sazietà.

Prendiamo lo zucchero bianco. Derivato dalla barbabietola o dalla canna da zucchero, è innanzitutto un alimento vivo, ricco di sostanze nutritive e fibre. Ma, dopo le molteplici fasi di raffinazione, tutto ciò che rimane è una polvere vuota, priva di tutto ciò che la natura aveva messo lì. Consumare questo zucchero non solo non apporta alcun beneficio all'organismo, ma lo priva anche dell'energia per digerirlo e neutralizzarne gli effetti acidificanti.

Gli oli raffinati seguono lo stesso schema. Riscaldati ad alte temperature perdono gli acidi grassi essenziali e diventano sostanze pesanti per il fegato. Il loro consumo regolare intasa l'organismo, invece di nutrirlo e sostenerlo.

E che dire dei prodotti ultra-processati, questi cibi confezionati e pronti al consumo? La loro lunga e spesso incomprensibile lista di ingredienti è un campanello d'allarme. Additivi, coloranti, conservanti e aromi artificiali sostituiscono i nutrienti essenziali. Questi prodotti sono alimenti finti, pieni di calorie vuote che interrompono il nostro metabolismo e favoriscono l'infiammazione.

Gli alimenti morti non si limitano ai prodotti trasformati. Frutta e verdura raccolte troppo presto, trasportate per lunghe distanze e conservate per settimane perdono gran parte della loro vitalità. Anche il loro sapore ne risente, denaturato e insipido.

Ogni volta che mangiamo un alimento morto, chiediamo al nostro corpo di attingere alle proprie riserve per elaborare ciò che sta ricevendo. Questo esaurisce le nostre energie e appesantisce i nostri organi. A poco a poco, questo sovraccarico si manifesta con affaticamento, aumento di peso e vari squilibri.

Per ritrovare vitalità, dobbiamo tornare alle fonti: cibi vivi, naturali, integrali. Quelli che non sono stati trasformati, che crescono in terreni ricchi e che vengono consumati freschi. Nutrono, purificano ed energizzano il corpo. Eliminando i cibi morti, stiamo compiendo un atto potente per la nostra salute e il nostro benessere.

Scegliere cibi vivi è scegliere la vita. Offre al nostro corpo ciò di cui ha bisogno per prosperare, ripararsi e risplendere. La natura ci indica la strada. Sta a noi ascoltarlo e riscoprire questa saggezza semplice e universale.

26. Alleggerirsi grazie alle monodiete

Il corpo ha un'incredibile saggezza. Quando lasciato riposare e purificarsi, si rigenera naturalmente. La monodieta è una pratica dolce e accessibile per aiutare l'organismo a ritrovare il proprio equilibrio. Consiste nel consumare un solo alimento, preferibilmente crudo, per un periodo di tempo limitato.

Perché un solo alimento? Perché semplifica il lavoro digestivo. Quando seguiamo una dieta variata, il nostro sistema digestivo mobilita gran parte della sua energia per trasformare diversi alimenti in nutrienti assimilabili. Con una dieta mono, questa energia viene rilasciata. Il corpo può quindi utilizzarlo per disintossicarsi e ripararsi.

Tra le mono-diete più apprezzate ci sono quelle a base di frutta. Le mele, ad esempio, sono un'ottima scelta. Ricchi di fibre e pectina, stimolano l'eliminazione delle tossine donando morbidezza e sazietà. L'uva, dal canto suo, è ricca di antiossidanti e idrata in profondità.

Anche le verdure possono essere una base ideale. Una dieta mono a base di carote grattugiate, ad esempio, offre un cocktail di vitamine favorendo al contempo un buon transito intestinale. Le verdure verdi, come le zucchine o i cetrioli, sono particolarmente alcalinizzanti, calmano le infiammazioni e rivitalizzano l'organismo.

La durata di una monodieta varia a seconda delle esigenze e delle capacità di ciascun individuo. Per alcuni, un giorno è sufficiente per provare sollievo digestivo e leggerezza mentale. Per altri, tre giorni permettono di beneficiare appieno dei benefici di questa pulizia profonda.

È importante ascoltarsi bene. La monodieta non è un esercizio di privazione, ma un'opportunità per riconnettersi con il proprio corpo. Durante questo periodo, si può sentire la chiarezza mentale, l'energia rinnovata o persino le emozioni represse che emergono in superficie. Questi segni testimoniano il lavoro interiore che si sta svolgendo.

Una volta terminata la monodieta, il ritorno ad una dieta variata dovrebbe avvenire senza intoppi. Il ritorno a cibi vivi, semplici e integrali prolunga i benefici della pulizia.

Adottare di tanto in tanto la monodieta significa concedere al proprio corpo una meritata pausa. È dirgli: "Ti ascolto, ti rispetto, ti sostengo. » E in questo processo di alleggerimento, spesso è la mente a liberarsi tanto quanto il corpo. La semplicità alimenta una forma di gioia profonda, quella di sentirsi in armonia con se stessi e con la natura.

27. Il potere delle spezie antinfiammatorie

Le spezie sono veri tesori della natura. Non solo esaltano i nostri piatti, ma hanno anche la capacità di curare, lenire e nutrire in profondità il corpo. Tra questi, alcuni si distinguono per il potere antinfiammatorio, fungendo da preziosi alleati per un organismo armonioso.

La curcuma è spesso al centro dell'attenzione, e per una buona ragione. La sua curcumina, un potente antiossidante, combatte l'infiammazione alla radice. Aggiunto ad una zuppa, ad un succo o ad un piatto di verdure, agisce come un balsamo per i nostri tessuti. Combinato con un pizzico di pepe nero, diventa ancora più efficace, poiché la piperina contenuta nel pepe aumenta l'assorbimento della curcumina da parte dell'organismo.

Lo zenzero, con il suo sapore piccante e riscaldante, è un altro gioiello. Le sue proprietà antinfiammatorie danno sollievo alle articolazioni, stimolano la digestione e rafforzano il sistema immunitario. Un infuso di zenzero fresco, guarnito con limone, è una pozione confortante e purificante.

La cannella, dolce e profumata, è anche un potente antinfiammatorio. Regola lo zucchero nel sangue, lenisce le infiammazioni interne e stimola la circolazione. Cosparso sulla frutta o incorporato in bevande calde, regala ad ogni boccone una nota calda e benefica.

I chiodi di garofano, anche se piccoli, hanno un'azione potente. La loro concentrazione in eugenolo li rende utili per ridurre il dolore e calmare l'infiammazione. Un infuso di chiodi di garofano è ideale per alleviare il mal di gola o semplicemente per fornire energia calmante.

La paprika, soprattutto nella sua versione dolce o affumicata, e il pepe di cayenna, ricco di capsaicina, sono ottimi attivatori della circolazione. A piccole dosi riscaldano il corpo e favoriscono l'eliminazione delle tossine stagnanti.

Queste spezie, oltre ad essere benefiche, offrono una tavolozza infinita di sapori. Ti permettono di creare piatti vivaci e gustosi prendendoti cura del tuo corpo. Integrandoli in un'alimentazione naturale e semplice, uniamo piacere e salute, armonia e leggerezza.

La magia delle spezie sta nella loro semplicità. Basta un pizzico di curcuma, un pizzico di zenzero o un tocco di cannella per arricchire il nostro piatto e abbellire la nostra vita quotidiana. Ci ricordano che nelle cose più modeste spesso si nascondono i poteri più grandi. Ad ogni pasto celebrano la vitalità e il benessere, guidandoci dolcemente nel percorso verso l'equilibrio ritrovato.

28. Idratazione, molto più di un riflesso

L'acqua è al centro della vita. Ogni cellula, ogni organo, ogni funzione del corpo fa affidamento su questo fluido essenziale. Eppure nella nostra vita moderna spesso sottovalutiamo il suo ruolo profondo e vitale. Bere acqua non deve essere un semplice riflesso, ma un vero atto d'amore verso il nostro corpo.

Quando ci idratiamo correttamente, diamo al nostro corpo i mezzi per funzionare in modo armonioso. L'acqua trasporta i nutrienti alle cellule, rimuove i rifiuti e regola la nostra temperatura. Lenisce le infiammazioni e favorisce la circolazione. Un corpo ben idratato è un corpo fluido, leggero e in piena vitalità.

La scelta dell'acqua è fondamentale. L'acqua viva, pura e leggermente mineralizzata, è quella che rispetta il nostro equilibrio interiore. L'acqua ricca di minerali può affaticare i nostri reni a lungo termine. Privilegiamo quindi l'acqua fresca e dinamica, che nutre veramente la nostra vitalità.

Non si tratta solo di bere, ma di bere consapevolmente. Un sorso di acqua fresca al risveglio attiva gli organi e ti prepara per la giornata. Bere prima dei pasti favorisce la digestione, mentre piccole quantità durante la giornata mantengono un livello costante di idratazione. Evitiamo grandi quantità di acqua ghiacciata, che disturba la digestione, e preferiamo acqua a temperatura ambiente o leggermente tiepida, per accompagnare il nostro fuoco interiore.

Ma l'acqua non esce solo dal vetro. Frutta e verdura fresca, ricche di acqua, sono una preziosa fonte di idratazione. Un'insalata croccante, un melone succoso o una manciata di cetrioli nutrono i nostri tessuti fornendo vitamine e minerali.

L'idratazione è anche una questione di ascolto. Un corpo disidratato invia segnali: stanchezza insolita, pelle secca o addirittura voglia improvvisa di cibo. Spesso non è il cibo ciò di cui abbiamo bisogno, ma un semplice bicchiere d'acqua.

Siamo costituiti per circa il 70% da acqua, specchio della Terra stessa. Quando rispettiamo questo equilibrio, ci riconnettiamo con la natura, con la nostra essenza profonda. L'acqua è molto più di un bisogno fisiologico: è un legame sacro con la vita, uno strumento di purificazione e di rinnovamento.

Ogni bicchiere d'acqua può diventare un momento di gratitudine, una pausa per rimettere a fuoco e allinearsi. Idratare il nostro corpo significa nutrire la nostra energia vitale. E in questo atto semplice e quotidiano si nasconde una chiave preziosa per fiorire e risplendere.

29. Il piacere del piatto colorato

Un piatto colorato è un invito alla gioia. Evoca diversità, abbondanza e vita. I coloranti alimentari non sono solo un piacere per gli occhi, sono anche messaggeri di salute e vitalità.

Ogni colore della pianta contiene nutrienti specifici che nutrono e proteggono il corpo. Il rosso dei pomodori o dei peperoni, ricco di licopene, sostiene il cuore e rafforza il sistema immunitario. Le verdure degli spinaci o del cavolo riccio sono ricche di clorofilla, che purifica e rivitalizza. Il giallo dorato della zucca e dei limoni fornisce antiossidanti che illuminano la pelle e leniscono le infiammazioni.

Comporre un piatto colorato significa creare armonia tra sapori e benefici. Più ricca è la tavolozza, maggiore è la varietà di micronutrienti che il corpo riceve. Stimola i nostri sensi, risveglia la nostra curiosità e ci invita ad assaporare ogni boccone con gratitudine.

Oltre alla salute, i colori nutrono l'anima. Ci collegano alla natura, alla terra, al sole. Un piatto vivace e naturale calma la mente e ti invita a rallentare. Non è necessario che sia complicato: basta un mix di verdure crude, una zuppa arcobaleno o una macedonia di frutta di stagione per deliziare il palato.

Ai bambini spesso piacciono i piatti colorati. Il loro istinto li spinge verso ciò che è vivo e gioioso. Da adulti possiamo riscoprire questa semplicità e questo piacere riempiendo i nostri piatti con cibi vari e naturali.

Un piatto colorato non si trova nelle corsie elaborate dei supermercati. Fiorisce al mercato, in un cesto di verdure locali o nell'orto. Incarna il vivo, l'autentico e ci invita a tornare all'essenziale: mangiare per nutrire, curare, amare.

Privilegiando cibi freschi e colorati, facciamo molto di più che alimentare il nostro corpo. Supportiamo la nostra energia, il nostro umore e persino la nostra creatività. Ogni pasto diventa una celebrazione, un momento di connessione con se stessi e con il mondo.

E allora, lasciamo che i colori illuminino i nostri piatti e la nostra vita. Sono un dono della natura, un ricordo della sua generosità. E in ogni tonalità c'è una promessa di benessere, leggerezza e gioia ritrovata.

30. Riconnettiti con il tuo istinto alimentare

Il nostro corpo lo sa. Molto prima che le mode alimentari, la pubblicità e i dogmi offuscassero i messaggi, possedeva una saggezza innata. Questa conoscenza istintiva, incisa nelle nostre cellule, guida le nostre scelte per nutrire la vita dentro di noi. Riconnettersi con questo istinto alimentare significa trovare la strada verso la semplicità, l'equilibrio e la gioia.

L'istinto alimentare ci spinge verso ciò che è buono, vero e naturale. Osserva un bambino di fronte a cibi vivi: allungherà la mano verso un frutto maturo, una carota croccante, una manciata di bacche fresche. Riconosce intuitivamente ciò che gli dà l'energia di cui ha bisogno. Ma man mano che cresciamo, questa connessione si indebolisce, soffocata da abitudini artificiali e segnali contrastanti.

Per trovare questo istinto, devi iniziare calmandoti dentro di te. Ascolta il tuo corpo dopo ogni pasto: ti senti leggero, energico oppure appesantito e stanco? Lascia che i tuoi sentimenti parlino, senza giudizio, e riconosci ciò che ti nutre veramente. Il corpo risponde sempre con onestà.

Mangiare consapevolmente è fondamentale. Rallentando, masticando, assaporando ogni boccone, lasciamo emergere il nostro istinto. Molto rapidamente, il corpo rifiuta ciò che è pesante, chimico o privo di vitalità. Richiede ciò che è fresco, vivo e vibrante.

Riconnettersi con il proprio istinto significa anche rispettare la naturale fame e sazietà. Troppo spesso mangiamo per abitudine, stress o distrazione. Tuttavia, il nostro corpo sa esattamente di quanto ha bisogno. Fidarsi dei propri segnali significa onorare la propria capacità di mantenere l'equilibrio.

La natura è la nostra guida. Gli alimenti che crescono nel nostro ambiente, di stagione e quando sono maturi, sono quelli più adatti a noi. Basta il loro gusto e il loro profumo autentici per risvegliare in noi un profondo sentimento di appagamento.

Questa riconnessione è un percorso verso la libertà. Ci libera dalle diete, dai calcoli e dalle ingiunzioni esterne. Ci riporta all'essenziale: ascoltare, sentire, scegliere con amore e consapevolezza.

Riconnettendoci con il nostro istinto alimentare, ci prendiamo cura del nostro corpo e della nostra mente. Facciamo pace con la nostra dieta e troviamo un rapporto sano, intuitivo e gioioso con ciò che mangiamo. L'istinto è lì, in ognuno di noi, pronto a guidarci verso la vitalità e l'armonia.

31. Abitudini moderne che ci appesantiscono

La nostra epoca, ricca di progresso, è anche quella degli eccessi e degli squilibri. Nei nostri piatti, nelle nostre routine e nei nostri pensieri, abbiamo adottato abitudini che ci isolano dalla nostra natura profonda e ci appesantiscono, sia fisicamente che mentalmente.

Il cibo trasformato è una delle prime trappole. Facile, veloce, promette un comfort immediato, ma a quale prezzo? Questi alimenti, svuotati della loro energia vitale, saturi di zuccheri raffinati, additivi e grassi industriali, ingombrano il nostro corpo. Il corpo, incapace di riconoscerli come alleati, si esaurisce cercando di digerirli, neutralizzarli o immagazzinarli. Questo deposito, spesso sotto forma di grasso, diventa un peso.

A questo si aggiunge la sedentarietà, questa moderna abitudine di restare fermi per ore e ore. I nostri corpi, fatti per muoversi, per danzare con la vita, si congelano. Le tossine si accumulano, le articolazioni si irrigidiscono e la nostra energia diminuisce. Il movimento è una chiave essenziale, ma è stato relegato in secondo piano, dietro schermi e comode sedute.

La nostra vita frenetica ci spinge anche a mangiare velocemente, senza coscienza, spesso davanti alla televisione o al computer. Questa mancanza di presenza disconnette la nostra mente dal nostro corpo. Deglutiamo senza assaporare veramente, senza ascoltare i nostri segnali di sazietà. E così mangiamo più del necessario, appesantendo non solo lo stomaco, ma anche la mente.

Anche lo stress moderno gioca un ruolo centrale. Questa pressione costante rilascia ormoni che interrompono il nostro metabolismo, aumentano il nostro desiderio di zucchero e ostacolano la digestione. Lo stress ci intrappola in un circolo vizioso: più siamo tesi, più ci rivolgiamo a soluzioni rapide e sbilanciate.

Infine, le nostre abitudini del sonno sono state sacrificate sull'altare della produttività e dell'intrattenimento. La scarsa qualità del sonno squilibra i nostri ormoni, favorisce l'aumento di peso e ci priva dell'energia necessaria per fare scelte sane.

Tornare alle origini significa ridurre le abitudini che ci appesantiscono. Trova una dieta semplice, viva, vicina alla natura. Rimettere il movimento al centro delle nostre giornate. Prenditi il tempo per assaporare ogni boccone, consapevolmente. Coltiva momenti di calma, di meditazione, per calmare la mente. E rispetta il sonno, questo alleato della nostra rigenerazione.

Ogni piccola azione conta. Trasformando queste abitudini moderne, facciamo un passo verso una vita più leggera, più gioiosa e più in armonia con la nostra vera natura.

32. Sonno ristoratore per perdere peso

Il sonno è la culla del nostro benessere. Ogni notte il nostro corpo si rigenera, le nostre cellule si riparano e la nostra mente si concentra nuovamente. Tuttavia, nelle nostre vite frenetiche, il sonno ristoratore viene spesso sacrificato, relegato in secondo piano. Tuttavia, svolge un ruolo cruciale nella nostra ricerca di leggerezza e salute.

Un sonno di qualità è molto più che un semplice riposo. Questo è il momento in cui il nostro metabolismo si autoregola, in cui gli ormoni della fame, grelina e leptina, trovano il loro equilibrio. La mancanza di sonno squilibra questi ormoni, aumentando il desiderio di dolci e grassi e favorendo l'aumento di peso. Dormindo a sufficienza armonizziamo il nostro appetito, riducendo l'appetito e facilitando un'alimentazione consapevole ed equilibrata.

Durante il sonno profondo, il nostro corpo rilascia ormoni della crescita che aiutano a bruciare i grassi e costruire massa muscolare. Questi ormoni sono essenziali per mantenere un metabolismo attivo ed efficiente. Il riposo ristoratore ottimizza così la nostra capacità di perdere peso in modo naturale, senza eccessivi sforzi o privazioni.

Ma il sonno ristoratore non si limita all'aspetto fisico. È anche il rifugio del nostro spirito. Una mente calma e riposata prende decisioni migliori, gestisce lo stress in modo più efficace e mantiene un atteggiamento positivo verso te stesso e i tuoi obiettivi. La serenità ritrovata influenza direttamente il nostro rapporto con il cibo, trasformando ogni pasto in un momento di piacere e gratitudine piuttosto che una risposta allo stress o all'ansia.

Per favorire un sonno ristoratore, è essenziale creare un rituale di rilassamento prima di andare a letto. Evitare gli schermi, leggere un libro stimolante o praticare tecniche di respirazione profonda aiuta a calmare la mente e preparare il corpo al riposo. Una dieta leggera ed equilibrata la sera, ricca di cibi vivi e antinfiammatori, contribuisce anche a una migliore qualità del sonno.

Anche l'ambiente gioca un ruolo fondamentale. Una stanza rilassante e ben ventilata, con una temperatura gradevole e un'oscurità favorevole, favorisce l'addormentamento e il mantenimento del sonno profondo. Gli odori dolci, come quello della lavanda o della camomilla, possono rafforzare questa sensazione di calma e benessere.

Il sonno ristoratore è un prezioso alleato nel nostro percorso di dimagrimento. Dandogli l'attenzione che merita, offriamo al nostro corpo e alla nostra mente le condizioni ideali per fiorire e trasformarsi. È in queste ore di profondo riposo che si intrecciano i fili della nostra vitalità e della nostra leggerezza.

Ritornare a un sonno ristoratore significa scegliere di rispettarsi, di amarsi e di darsi i mezzi per vivere nella gioia e nell'armonia. È riconoscere che la chiave del nostro benessere risiede tanto nelle stelle quanto nei nostri sogni più dolci. Coltivando questo sacro sonno facciamo un ulteriore passo verso una vita appagante, piena di energia e leggerezza.

33. Le chiavi per ridurre lo stress ossidativo

Lo stress ossidativo è un nemico silenzioso, uno squilibrio insidioso in cui i radicali liberi sopraffanno le difese naturali del nostro corpo. Queste molecole instabili, prodotte dal metabolismo o introdotte dall'ambiente, attaccano le nostre cellule, accelerano l'invecchiamento e indeboliscono i nostri tessuti. In questo caos invisibile nascono la stanchezza, l'infiammazione cronica e la difficoltà a mantenere o ritrovare un peso adeguato.

Per ridurre questo stress ossidativo e ritrovare vitalità e leggerezza, la chiave sta in un approccio olistico. Tutto inizia dal cibo, il nostro primo scudo. Gli antiossidanti, i veri guerrieri della natura, neutralizzano i radicali liberi e ripristinano l'equilibrio. Si trovano nella frutta e nella verdura colorata, ogni tonalità porta con sé una ricchezza specifica. Le bacche, come i mirtilli, sono ricche di flavonoidi. Spinaci, carote e patate dolci sono ricchi di carotenoidi, mentre il tè verde fornisce il potere delle catechine.

Anche i grassi buoni svolgono un ruolo essenziale. Gli Omega-3, presenti nei semi di lino, nelle noci e negli oli spremuti a freddo, sono antinfiammatori naturali che leniscono le nostre cellule e le proteggono dagli attacchi. Evitare oli raffinati e alimenti trasformati, che sono ricchi di grassi ossidati, è un'altra chiave per preservare il nostro corpo.

L'idratazione è un alleato essenziale. Acqua pura, tisane e succhi freschi aiutano ad eliminare le tossine che alimentano lo stress ossidativo. Quando le cellule sono ben idratate, funzionano meglio, sono più resistenti e possono rilasciare i rifiuti accumulati.

Il movimento è altrettanto essenziale. Un'attività fisica moderata, come camminare, yoga o nuotare, stimola la circolazione e rafforza i meccanismi di eliminazione. Ma attenzione agli eccessi: lo sport intenso, poco accompagnato, può generare più radicali liberi. L'equilibrio è dove risiede la magia.

Infine, la respirazione consapevole è uno strumento potente. Inspira profondamente, connettiti al momento presente, ossigena completamente il tuo corpo... Ecco come ridurre la tensione, abbassare i livelli di cortisolo e lenire l'infiammazione. Praticando regolari esercizi di respirazione liberiamo non solo il corpo ma anche la mente, alleggerendo i pesi invisibili che gravano sulle nostre spalle.

Anche l'ambiente in cui operiamo è importante. È essenziale limitare l'esposizione a sostanze inquinanti, come pesticidi, prodotti chimici domestici o metalli pesanti. Prediligere prodotti biologici, purificare l'aria interna con le piante e utilizzare prodotti naturali per la casa può ridurre notevolmente il carico tossico.

Lo stress ossidativo non deve essere inevitabile. È un segnale, un invito a tornare alle origini, a nutrire il proprio corpo con semplicità, a muoverlo dolcemente e a calmarlo con serenità. Ogni passo verso il cibo vivo, la respirazione consapevole o un ambiente purificato è un passo verso la gioia, la salute e la leggerezza. In questo modo illuminiamo la nostra strada e diamo alle nostre cellule il potere di risplendere di nuovo pienamente.

34. Muoversi consapevolmente: una danza interiore

Il movimento è l'espressione stessa della vita. Tutto in natura si muove, vibra, si allunga e si trasforma. Il corpo umano, capolavoro di fluidità ed equilibrio, è stato progettato per muoversi. Eppure, nel nostro stile di vita moderno, abbiamo dimenticato questa semplice verità. Ci sediamo troppo, ci congeliamo e, spesso, costringiamo il nostro corpo a movimenti meccanici, privi di piacere o significato.

Muoversi consapevolmente significa restituire al movimento il suo luogo sacro. Non si tratta solo di fare esercizio per bruciare calorie o raggiungere un obiettivo. Si tratta di riconnettersi con se stessi, abitare pienamente ogni gesto e ascoltare ciò che il corpo ha da dirci. Quando ci muoviamo consapevolmente, danziamo con il respiro, dialoghiamo con i nostri muscoli, risvegliamo le nostre articolazioni e facciamo vibrare la nostra energia interiore.

Partire da azioni semplici è fondamentale. Una passeggiata nella natura, dove ogni passo diventa una meditazione, può trasformare un'intera giornata. Sentire la terra sotto i piedi, sentire il battito del cuore e inspirare profondamente l'aria fresca è già un atto di guarigione. Questi momenti di movimento dolce ripristinano un equilibrio che la vita sedentaria ha rotto.

Lo yoga, il qi gong o la danza intuitiva sono altri bellissimi modi per muoversi consapevolmente. Queste pratiche, molto più dell'esercizio fisico, ti permettono di radicarti, allentare la tensione e risvegliare una gioia profonda. Insegnano che ogni postura, ogni transizione, è un'opportunità per esplorare il proprio potenziale, per ritrovare la propria naturale fluidità e per armonizzare la propria mente con il proprio corpo.

Quando ci muoviamo con consapevolezza, coltiviamo anche un rapporto intimo con il nostro respiro. Il respiro diventa la guida di ogni movimento, un filo conduttore che ci riporta al momento presente. Respirare profondamente mentre si fa stretching o si cammina aiuta a eliminare le tossine e calma la mente. Trasformiamo allora la fatica in fonte di piacere e leggerezza.

Prestare attenzione ai sentimenti è altrettanto essenziale. In ogni allungamento, in ogni contrazione, c'è un messaggio da ascoltare. Troppo spesso spingiamo il corpo senza ascoltarlo, credendo che dobbiamo soffrire per avere successo. Muoversi consapevolmente significa, al contrario, rispettare i propri limiti esplorando le proprie potenzialità. È darti il permesso di essere gentile con te stesso, lasciandoti sorprendere dal tuo stesso potere.

I benefici del movimento consapevole sono immensi. Attraverso questa danza interna viene attivato il sistema linfatico, vera e propria rete per l'eliminazione delle tossine. Le articolazioni si lubrificano, i muscoli si ossigenano e gli organi ritrovano la loro vitalità. Ma ancora di più, il movimento cosciente nutre l'anima. Ci riporta alle origini: siamo vivi, e questa vita merita di essere celebrata in ogni momento.

Quindi concediti questa danza quotidiana. Che si tratti di qualche minuto di respiro in movimento, di un passo leggero su un sentiero nel bosco o di una libera esplorazione al ritmo della musica che ti ispira, lascia che il tuo corpo si esprima. Lascia che ti mostri di cosa è capace e ringrazialo per tutto ciò che ti permette di sperimentare. È in questo stato di risveglio e gratitudine che nasce una vera trasformazione, dove il corpo si libera, diventa più leggero e ritrova il suo naturale splendore.

35. Rivendica la vera fame

La fame è una voce interiore, un richiamo naturale del corpo. Tuttavia, nel nostro mondo moderno, questa voce è spesso distorta, mascherata da rumori esterni o ovattata da abitudini che non rispettano più la nostra biologia. Abbiamo dimenticato la vera fame. Al suo posto, spesso confondiamo l'appetito, le emozioni e i desideri fugaci con questo bisogno profondo e istintivo che ci collega alla nostra vitalità.

La vera fame è inconfondibile. Non è né invadente né tirannica. Si manifesta dolcemente, come un invito a nutrire le nostre cellule, a rivitalizzare il nostro corpo. Non ha nulla a che vedere con il craving, questo falso bisogno spesso innescato da stress, stanchezza o dal consumo di cibi sbilanciati.

Per trovare la vera fame, devi prima imparare di nuovo ad ascoltare il tuo corpo. Si comincia con una pausa. Nel momento in cui sentiamo il desiderio di mangiare chiediamoci: è davvero fame o qualcos'altro? Ho sete? Sono stanco? Cerco conforto? Questa semplice domanda può trasformare il nostro rapporto con il cibo.

La vera fame emerge naturalmente quando il corpo ha digerito il pasto precedente e richiede nuova energia. È accompagnato da lucidità mentale, uno stomaco calmo e ricettivo. D'altro canto, il desiderio impulsivo che ci spinge verso cibi dolci o grassi spesso nasce da uno squilibrio. Sono il segno di un organismo saturo o in cerca di stimoli.

La scelta del cibo gioca un ruolo fondamentale. Più consumiamo cibi vivi, naturali ed equilibrati, più ricolleghiamo il nostro corpo ai suoi reali bisogni. Frutta fresca, verdure crude, germogli e noci nutrono profondamente senza creare dipendenza. Mangiando in questo modo restituiamo purezza alla fame.

Anche il digiuno può essere un prezioso alleato. Astenendosi dal mangiare per qualche ora o un giorno, lasciamo che il corpo si purifichi e impariamo di nuovo a sentire questa fame profonda e sincera. Il digiuno dolce resetta il nostro rapporto con il cibo e ci libera dagli automatismi che ci allontanano dalle nostre sensazioni.

È importante liberarsi dalla paura della fame. Nella nostra società dell'abbondanza, ci è stato insegnato a temere il minimo calo, come se fosse una minaccia. Tuttavia, la vera fame non è un nemico. È una bussola, una guida che ci riporta ai nostri bisogni essenziali. Ascoltarlo significa fidarsi del proprio corpo e onorare la sua innata intelligenza.

Mangiare consapevolmente è un altro passo verso questa riappropriazione. Prenditi il tempo per assaporare ogni boccone, apprezzandone i sapori, le consistenze e osservando come reagisce il tuo corpo. Rallentando, permettiamo alla sazietà di insediarsi in modo naturale, senza eccessi. Riscopriamo anche il semplice piacere di mangiare, questo sacro legame con la vita.

Ritornare alla vera fame significa, in definitiva, ritornare a se stessi. È ritrovare un equilibrio perduto, dove l'atto di mangiare non è più una fuga, ma un gesto d'amore per il proprio corpo. È liberarsi dalle ingiunzioni e dai condizionamenti esterni per riconnettersi con i propri istinti. In questo processo troviamo non solo un peso sano, ma anche una profonda serenità, la gioia di essere in sintonia con noi stessi.

36. I benefici del mangiare stagionale

Mangiare secondo le stagioni significa riconnettersi con il ritmo naturale della vita. Ogni stagione porta con sé la sua parte di tesori per nutrire il nostro corpo e la nostra mente in perfetta armonia con ciò di cui abbiamo bisogno in quel preciso momento. Non è un caso che l'estate ci offra frutti ricchi d'acqua, perfetti per idratarci con il caldo, mentre l'inverno è ricco di ortaggi a radice, ricchi di energia per riscaldarci.

I cibi stagionali sono vivi, freschi e vibranti. Raccolti a maturazione, sono ricchi di sostanze nutritive e vitalità. Non hanno viaggiato per migliaia di chilometri né trascorso settimane in celle frigorifere. La loro energia è intatta, il loro gusto autentico. Consumandoli, assorbiamo questa vitalità e rafforziamo la nostra stessa energia.

Mangiare di stagione è anche un modo meraviglioso per alleviare la tensione del nostro corpo. Quando mangiamo cibi adatti alla stagione, facilitiamo la digestione e l'assimilazione. In inverno le verdure cotte apportano morbidezza e calore al nostro corpo. In estate, i frutti crudi e succosi rinfrescano e purificano in profondità.

Adottare una dieta stagionale significa anche onorare la diversità. Ogni stagione è un'opportunità per variare il tuo piatto, esplorare nuovi sapori e nutrire il tuo corpo con una gamma completa di nutrienti. Zucchine, porri, castagne in autunno; fragole, cetrioli e pomodori in estate. Questa varietà previene la monotonia e sostiene la nostra salute generale.

Questa scelta consapevole ha un impatto anche sul nostro pianeta. Mangiare cibi locali e stagionali riduce la nostra impronta ecologica. Questo ci collega ai cicli della natura e ci invita a rispettare le risorse della Terra. Questo ci spinge a ripensare i nostri consumi, a privilegiare i piccoli produttori e i mercati locali piuttosto che gli scaffali dei supermercati pieni di prodotti fuori stagione.

Ritornare ad una dieta stagionale significa ascoltare le esigenze del proprio corpo. È osservare i cicli della natura e seguirli con gratitudine. Ciò non richiede sacrificio, ma semplice riabilitazione. Nel corso delle stagioni troviamo l'equilibrio, riscopriamo il piacere di mangiare con consapevolezza e facciamo di ogni pasto un atto d'amore per noi stessi e per la Terra.

37. Il sole: il tuo alleato dimagrante

Il sole è molto più di una fonte di luce. È un'energia vitale, una compagna essenziale per il nostro benessere. Ogni raggio che accarezza la nostra pelle risveglia le nostre cellule, stimola il nostro metabolismo e invita il nostro corpo a riequilibrarsi in modo naturale.

Sotto l'influenza del sole, il nostro corpo produce vitamina D, un vero tesoro per la nostra salute. Questa vitamina rafforza le nostre ossa, regola il nostro sistema immunitario e svolge un ruolo chiave nella gestione del nostro peso. Agisce come una guida interiore, aiutando il nostro corpo a utilizzare meglio i nutrienti e a favorire una digestione armoniosa.

Esporsi al sole con moderazione significa anche riscoprire un legame profondo con la natura. Questa luce naturale regola i nostri ritmi biologici, risveglia la nostra energia e migliora il nostro umore. Quando ci sentiamo bene, la voglia di mangiare emotivamente diminuisce. Il sole ci invita a muoverci, a uscire, a respirare e a prenderci cura di noi stessi.

Il calore del sole inoltre stimola la circolazione e favorisce l'eliminazione delle tossine. Sudando leggermente il nostro corpo si libera dalle scorie accumulate. Una passeggiata mattutina sotto i raggi del sole attiva il nostro metabolismo calmando la nostra mente.

Il sole agisce anche come regolatore del nostro appetito. Quando trascorriamo del tempo all'aria aperta, lontani da schermi e distrazioni, ci ritroviamo ad ascoltare più da vicino le nostre sensazioni. Lo stress diminuisce, la voglia di fare uno spuntino scompare e ci riconnettiamo con una fame vera e soddisfatta.

Tuttavia, è importante coltivare un rapporto rispettoso con il sole. Bastano pochi minuti al giorno per godere dei suoi benefici senza rischiare gli effetti di un'esposizione eccessiva. Prediligiamo le ore miti del mattino o della sera, e proteggiamo la nostra pelle se necessario con oli naturali o indumenti leggeri.

Accogliere il sole nella nostra vita quotidiana significa aprirci ad un'energia viva e benefica. È un prezioso alleato per bilanciare il nostro peso, nutrire la nostra vitalità e illuminare il nostro cammino verso una salute gioiosa e armoniosa.

38. Cucinare senza cucinare: l'arte di vivere

Cucinare senza cucinare significa tornare alle origini. È riscoprire il potere del cibo nella sua forma più pura, quella che la natura ci offre generosamente. Ogni frutto, ogni verdura, ogni seme è pieno di energia viva che nutre il nostro corpo ben oltre le calorie.

La cottura, pur essendo necessaria, può alterare preziosi enzimi presenti negli alimenti. Questi enzimi sono come piccole chiavi che facilitano la nostra digestione, alleggeriscono il lavoro del nostro corpo e ci aiutano ad assimilare i nutrienti. Quando optiamo per piatti crudi, rispettiamo questa vita interiore e permettiamo alle nostre cellule di rigenerarsi completamente.

Cucinare senza cucinare non significa rinunciare al piacere. Al contrario, è un invito alla creatività. Un colorato carpaccio di verdure, una macedonia di frutta appena tagliata o anche una crema di noci germogliate: tante delizie che risvegliano i sensi mentre nutrono profondamente.

I sapori crudi sono vibranti, intatti. Richiamano la rugiada del mattino, la freschezza di un giardino d'estate. Questi piatti ci avvicinano al ciclo naturale delle stagioni, ci ancorano al momento presente e risvegliano in noi una gioia semplice, quasi infantile.

Anche preparare pasti vivi è un atto di semplicità. Pochi utensili, poche energie spese, ma massima vitalità preservata. È liberarsi dalle pentole e dal forno per aprirsi a gesti dolci e spontanei. Affettare, mescolare, marinare: gesti che celebrano la ricchezza di consistenze e sapori.

Mangiando vivo, forniamo al nostro corpo idratazione naturale e fibre intatte che stimolano la nostra digestione. Le tossine vengono eliminate più facilmente e la nostra energia aumenta. Proviamo una nuova leggerezza, una lucidità mentale che ci accompagna per tutta la giornata.

Adottare l'arte della vita significa onorare il nostro legame con la terra e la sua generosità. È scegliere una dieta che nutre non solo il nostro corpo, ma anche la nostra anima. La cucina senza cuoco è molto più di un modo di mangiare: è una celebrazione della vita in tutte le sue forme.

39. Il ruolo degli enzimi nella digestione

Gli enzimi digestivi sono veri maghi invisibili. Trasformano gli alimenti che mangiamo in nutrienti che il nostro corpo può assimilare. Senza di essi i nostri pasti, anche i più sani, rimarrebbero inutili, incapaci di nutrire le nostre cellule e di fornirci l'energia di cui abbiamo bisogno.

Questi enzimi, presenti naturalmente negli alimenti crudi, sono catalizzatori essenziali. Avviano la digestione fin dal primo boccone, riducendo il carico di lavoro sullo stomaco e sull'intestino. Mangiando vivo collaboriamo con il nostro corpo, supportandolo nella sua missione anziché sovraccaricarlo.

Quando cuciniamo il cibo, spesso a temperature troppo elevate, gli enzimi vengono distrutti. Ciò costringe il nostro sistema digestivo a produrre più enzimi per compensare, il che può portare ad affaticamento digestivo, sensazione di pesantezza e, a lungo termine, sovraccarico metabolico.

Frutta cruda, verdura, semi germogliati e noci sono ricchi di enzimi attivi. Ogni boccone di questi alimenti è un invito a una digestione dolce e armoniosa. Integrando più alimenti vivi nella nostra vita quotidiana, permettiamo al nostro corpo di ritornare al suo ritmo naturale, senza forzare o lottare.

È importante anche masticare bene per attivare gli enzimi presenti nella nostra saliva. La digestione inizia in bocca e ogni movimento di masticazione pone le basi per il resto del processo. È un gesto semplice ma essenziale, spesso dimenticato nelle nostre vite frenetiche.

Gli enzimi non si limitano alla digestione. Partecipano anche alla riparazione cellulare, alla disintossicazione e alla regolazione di molte funzioni corporee. Sono preziosi alleati nel mantenimento della nostra vitalità e nel rafforzamento del nostro sistema immunitario.

Adottare una dieta ricca di enzimi significa concedere al proprio organismo un meritato riposo. È lasciare che la natura faccia il suo lavoro, dolcemente, senza eccessi o stress. È anche un percorso verso la ritrovata leggerezza, la rinnovata energia e la profonda armonia tra corpo e mente.

40. I pericoli nascosti dei prodotti trasformati

I prodotti trasformati hanno invaso i nostri piatti, promettendo risparmio di tempo e comodità. Tuttavia, dietro il loro aspetto attraente, spesso nascondono pericoli insospettabili per la nostra salute e vitalità.

Questi alimenti industriali vengono privati della loro essenza naturale. I processi di lavorazione, come la raffinazione o la pastorizzazione, rimuovono fibre, enzimi e nutrienti essenziali. Ciò che resta è un guscio vuoto, fonte di calorie povere nella vita, ma ricche di zuccheri aggiunti, grassi di bassa qualità e sale.

Gli additivi sono un'altra piaga. Conservanti, coloranti, esaltatori di sapidità, emulsionanti... Queste sostanze chimiche sconvolgono l'equilibrio naturale del nostro organismo. Molti sono interferenti endocrini o pro-infiammatori silenziosi, che rallentano i nostri processi di rigenerazione e promuovono l'aumento di peso.

Questi prodotti ingannano anche il nostro istinto alimentare. Sono progettati per soddisfare le nostre papille gustative, ma non per nutrire il nostro corpo. La loro composizione sbilanciata stimola voglie irrefrenabili e distorce il nostro senso di sazietà. Mangiamo più del necessario, intrappolati dal piacere artificiale.

Le conseguenze sulla nostra salute sono numerose. Stanchezza cronica, disturbi digestivi, sovrappeso, infiammazioni, malattie metaboliche... I prodotti trasformati esauriscono il nostro sistema digestivo e avvelenano le nostre cellule. A lungo termine indeboliscono il nostro corpo e interrompono il nostro legame naturale con il cibo.

Per liberarci dalla loro influenza dobbiamo ritornare alla semplicità. Scegli cibi crudi, nel loro stato più naturale possibile. Frutta, verdura, noci, semi, legumi e cereali integrali sono pieni di vita e nutrono in profondità le nostre cellule. Supportano la nostra vitalità e allo stesso tempo sollevano il nostro corpo da oneri inutili.

Mangiare vivo significa anche ritrovare l'equilibrio emotivo. Cucinare cibo vero ti riconnette all'essenziale. Diventiamo consapevoli di ciò che mettiamo nel piatto e dell'energia che ci dà. Questo approccio apparentemente semplice è in realtà un profondo atto di rispetto verso se stessi.

I prodotti trasformati ci allontanano dalla nostra natura. Evitandoli ritroviamo non solo la salute, ma anche l'autentico piacere di mangiare. Un piacere che nutre il corpo, l'anima e lo spirito allo stesso tempo.

41. I benefici inaspettati del digiuno intermittente

Il digiuno intermittente è una pratica semplice e naturale che permette al corpo di ritrovare il suo ritmo profondo. Non è una privazione, ma una rottura. Un'opportunità per far riposare il nostro sistema digestivo e rigenerare il nostro corpo.

Quando mangiamo continuamente, il nostro corpo rimane in modalità digestione per gran parte della giornata. Questo lo esaurisce, mobilita le sue energie e gli impedisce di dedicarsi ad altre funzioni essenziali. Il digiuno intermittente ripristina questo equilibrio. Limitando i pasti a una fascia oraria definita, permettiamo al corpo di respirare, purificare le sue cellule e riavviare i suoi meccanismi di autoguarigione.

Durante il digiuno il corpo attiva un processo magico: l'autofagia. Questo fenomeno, che letteralmente significa "mangiarsi", elimina le cellule danneggiate e ricicla i rifiuti. È un trattamento di pulizia interiore, benefico per la salute, la vitalità e anche la longevità.

Il digiuno intermittente aiuta anche a regolare la glicemia e gli ormoni. Riduce i picchi di insulina, responsabili del desiderio di cibo e delle fluttuazioni energetiche. Lasciando riposare il pancreas, favorisce un metabolismo più stabile e una migliore gestione delle riserve di grasso.

Contrariamente alla credenza popolare, il digiuno non rallenta il metabolismo. Al contrario, lo ottimizza. Il corpo impara ad attingere ai suoi grassi per produrre energia, preservando i muscoli. È un approccio rispettoso, che non obbliga nulla ma che libera molto.

Il digiuno intermittente alleggerisce anche la mente. Meno ossessionati dai pasti, riscopriamo una libertà interiore. Mangiamo meno spesso, ma meglio. Ogni pasto diventa un momento prezioso, in cui scegliamo cibi vivi, ricchi di nutrienti ed energia.

Questa pratica è adatta a tutti. Che tu scelga di digiunare per 12, 16 o 18 ore, l'importante è ascoltare il tuo corpo. Sa di cosa ha bisogno. Rispettando il tuo ritmo, sentirai subito i benefici: leggerezza, lucidità mentale, rinnovata vitalità.

Il digiuno intermittente non è una costrizione, ma un dono che facciamo a noi stessi. Un tempo per te, per il tuo corpo, per la tua salute. Un modo dolce e naturale per ritrovare l'equilibrio, senza sforzo, ma con tanto amore e rispetto per la vita che ci guida.

42. Ritualizza i tuoi pasti per perdere peso in tutta tranquillità

Mangiare non è solo nutrire il corpo, è un atto sacro, un incontro con la vita che ci sostiene. Troppo spesso consumiamo i pasti in fretta, senza coscienza, trascinati dal tumulto delle nostre giornate. L'atto del mangiare però è molto più di una funzione biologica: è un momento di comunione con se stessi e con la natura.

Ritualizzare i propri pasti significa restituire loro questa dimensione essenziale. Prenditi il tempo per preparare il cibo. Prima ancora di toccare il piatto, fai un respiro profondo e ringrazia la terra per i suoi frutti. Questo semplice riconoscimento aumenta la tua vibrazione e predispone il tuo corpo a ricevere ciò di cui ha bisogno.

Siediti in un posto tranquillo. Spegni distrazioni e schermi: il tuo pasto merita tutta la tua attenzione. Annusa l'aroma dei cibi, ammira i loro colori. Masticare lentamente, come se ogni boccone fosse una meditazione. Mangiando in questo modo permetti al tuo corpo di digerire meglio, assimilare meglio e conservare solo il meglio.

Quando mangi con consapevolezza, il tuo corpo sa che deve fermarsi al momento giusto. Trovi la sazietà naturale, quella che si manifesta ben prima della sensazione di pesantezza. Ritualizzare i propri pasti significa anche imparare a riconoscere i propri veri bisogni, al di là dei desideri dettati dallo stress o dalle emozioni.

Ogni pasto diventa allora un'occasione per nutrirsi, ma anche per alleggerirsi. Scegliamo cibi vivi, pieni di energia, che rispettino il nostro organismo e gli forniscano tutto ciò di cui ha bisogno. Mangiamo per sentirci bene, non per riempire un vuoto.

Questo rituale calma la mente tanto quanto sostiene il corpo. Ci ancora nel momento presente, lontano dalle preoccupazioni della giornata. Mangiando in questo modo troviamo una connessione profonda con il nostro istinto, la nostra intuizione. Sentiamo nuovamente i messaggi provenienti dal nostro corpo: fame, sazietà, desiderio di questo o quel cibo.

Mangiare in tranquillità significa rispettare il ritmo della vita. Non si tratta di privarsi, ma di riconnettersi con ciò che è essenziale. Ogni pasto diventa un atto d'amore verso se stessi, un momento per ritrovare la concentrazione, riequilibrarsi, alleggerirsi. E in questa ritrovata leggerezza scopriamo la semplice gioia di essere vivi.

43. Le insidie delle diete classiche

Le diete classiche, queste promesse di miracoli in poche settimane, hanno spesso un aspetto attraente. Ti vendiamo il dimagrimento rapido, la silhouette da sogno, ma a quale prezzo? Dietro i loro slogan accattivanti, queste diete nascondono trappole insidiose che danneggiano tanto il corpo quanto la mente.

La prima trappola è la restrizione. Imponiamo drastiche privazioni al corpo, credendo di poterlo domare come una macchina. Ma il corpo è un alleato, non un nemico. Di fronte a queste privazioni, entra in resistenza. Rallenta il suo metabolismo, immagazzina al minimo eccesso e ne richiede sempre di più quando è esausto.

Un'altra trappola è la standardizzazione. Mangiare secondo un piano rigido, slegato dai nostri desideri e dai nostri bisogni profondi, significa ignorare i messaggi che il corpo ci invia. Ogni persona è unica. I nostri ritmi, i nostri gusti, le nostre storie alimentari non possono essere ridotti a un elenco universale di cibi "buoni" e "cattivi".

Anche le diete classiche ignorano l'importanza della qualità. A volte ci vengono offerti prodotti a basso contenuto di grassi, pieni di additivi e ingredienti lavorati. Questi cosiddetti alimenti "dietetici" sono spesso privi di vita. Ingannano le papille gustative ma lasciano il corpo vuoto, frustrato, perché aspetta che i veri nutrienti funzionino.

Il pericolo delle diete non si ferma a livello fisico. Alterano il nostro rapporto con il cibo, creando un ciclo tossico di senso di colpa e sovracompensazione. Mangiamo per obbligo, poi crolliamo, poi ci puniamo. Questa spirale alimenta l'insoddisfazione, mai l'equilibrio.

E per quanto riguarda gli effetti a lungo termine? La maggior parte delle diete promettono risultati rapidi, ma poche mantengono le promesse nel tempo. Una volta abbandonata la dieta, spesso il peso ritorna, a volte con un integratore. Questo è il famoso effetto yo-yo, uno stress immenso per il corpo, che strema e sconvolge.

Per uscire da queste trappole, devi cambiare la tua prospettiva. Piuttosto che cercare di controllare il corpo, impariamo ad ascoltarlo. Invece di limitare, cerchiamo di nutrire. Una dieta viva, adattata, ricca di colore e vitalità, ci dà l'energia di cui abbiamo bisogno senza frustrazione.

Dimagrire con gioia significa liberarsi da queste diete classiche e imparare a vivere nuovamente in armonia con se stessi. Rispettando il proprio corpo, onorando le sue esigenze, si scopre una snellezza duratura, ma soprattutto una leggerezza interiore che non è fugace.

44. Ritorna alle origini: alimentazione intuitiva

Il nostro corpo è una guida meravigliosa. Fin dall'alba dei tempi, sa di cosa ha bisogno per vivere, guarire e prosperare. Tuttavia, nella nostra vita moderna, abbiamo gradualmente perso questa connessione. Bombardati da informazioni contraddittorie, diete standardizzate e alimenti artificiali, abbiamo dimenticato l'essenziale: ascoltare la nostra stessa natura.

L'alimentazione intuitiva è il ritorno a questa saggezza innata. È l'arte di fidarsi del proprio corpo piuttosto che seguire regole imposte dall'esterno. Immagina per un momento: quando hai sete, non hai bisogno di un manuale per sapere come bere. Perché non dovrebbe essere lo stesso con la fame, la sazietà o i cibi che ti chiamano?

Questo percorso inizia con il silenzio interiore. Mettere a tacere le ingiunzioni, il "devo" e il "non devo". Coltivando la presenza a sé stessi, riscopriamo la magia dei nostri istinti. Quando si ascolta veramente, il corpo richiede cibi semplici, vivi, pieni di vitalità. Esige ciò che lo nutre profondamente, non ciò che lo sovraccarica o lo appesantisce.

Mangiare in modo intuitivo significa anche rispettare il senso di fame e sazietà. Troppo spesso mangiamo per abitudine, emozione o vincoli sociali. Eppure la vera fame non è mai un grido disperato; è gentile, sottile e sa farsi sentire quando le diamo spazio.

Gli alimenti trasformati, troppo salati, troppo dolci, ingannano il nostro istinto confondendo i segnali naturali del corpo. Eccitano artificialmente le nostre papille gustative senza nutrirci veramente. Ritornare al mangiare intuitivo significa scegliere gli alimenti nella loro forma più semplice, quella che la natura ci offre generosamente: frutti maturi, verdure croccanti, semi carichi di energia.

Ma l'intuizione non si limita a ciò che mangiamo; si estende anche al modo di farlo. Prenditi il tempo. Respira tra ogni boccone. Senti le consistenze, gli aromi, la vita che si svolge in ogni cibo. Rallentando, dai al corpo la possibilità di parlarti: "Basta" o "Di più", ti dirà se sei attento.

Mangiare intuitivo è un atto di amor proprio. Non giudica, non vincola, ma invita all'esplorazione gioiosa e consapevole. Ritornando a questo approccio, non solo alleggerirai il tuo corpo, ma calmerai anche la tua mente. Riscopri il piacere semplice e autentico di nutrire tutto il tuo essere.

Ritornare alle origini significa lasciare andare le convinzioni limitanti e riscoprire una libertà dimenticata. Una libertà dove mangiare non è più una battaglia ma una festa, dove ogni pasto diventa un momento di connessione profonda con se stessi e con la vita che ci circonda.

45. Respirazione: un aiuto naturale per dimagrire

La respirazione, questo atto così semplice eppure così essenziale, è spesso relegato sullo sfondo della nostra attenzione. Ma il respiro, questo flusso di vita che ci anima, è molto più di una funzione automatica: è un potente strumento per ritrovare equilibrio, vitalità e anche leggerezza.

Quando respiriamo profondamente, invitiamo l'ossigeno a penetrare in ogni cellula, in ogni fibra del nostro essere. Questo ossigeno, combustibile prezioso, stimola il nostro metabolismo e favorisce l'eliminazione delle tossine. Respirando meglio, purifichiamo delicatamente il nostro corpo e gli permettiamo di funzionare con più armonia.

La respirazione consapevole è un prezioso alleato nella gestione dello stress, questo grande disgregatore delle nostre abitudini alimentari. Chi non ha mai sentito una fame improvvisa, dettata non da un bisogno fisico, ma da un'emozione? Prendendoci un momento per respirare, profondamente e con calma, calmiamo la mente, calmiamo le tensioni e contrastiamo questi impulsi compulsivi che ci appesantiscono.

Il respiro, quando è ampio e controllato, riattiva anche il nostro fuoco interiore, questa energia vitale che anima i nostri organi e stimola la digestione. La respirazione profonda, lenta e consapevole agisce come un massaggio interiore, favorendo la circolazione dei liquidi, il buon funzionamento dell'intestino e l'eliminazione delle scorie.

Sperimenta, ad esempio, la respirazione addominale. Metti una mano sullo stomaco e inspira lentamente, lasciando che l'addome si espanda come un palloncino. Quindi espira altrettanto lentamente, svuotando completamente i polmoni. Ripeti questo gesto più volte. Non solo la tua mente si calma, ma senti un dolce calore riempirti lo stomaco, prova che l'energia scorre di nuovo liberamente.

Anche la respirazione gioca un ruolo chiave nell'equilibrio acido-base. Una respirazione insufficiente può contribuire all'accumulo di acidità nel corpo, interrompendo il nostro equilibrio interno. Respirando pienamente, aiutiamo il corpo a evacuare l'anidride carbonica in eccesso, una scoria metabolica acida, e favoriamo un ambiente più alcalino, favorevole alla salute e al dimagrimento.

Per andare oltre, integra pratiche di movimento consapevole, come lo yoga o il tai chi, dove la respirazione guida ogni gesto. Queste discipline, conciliando respiro e movimento, rinforzano dolcemente i muscoli, stimolano il sistema linfatico e aumentano la nostra capacità di bruciare energia in modo efficiente.

Imparare a respirare significa trovare un'ancora, una connessione con se stessi. È onorare la vita nella sua semplicità e profondità. E offre al tuo corpo lo strumento più naturale e accessibile per alleggerire, rigenerarsi e irradiare vitalità.

46. Bevande che risvegliano la vitalità

Nel trambusto della nostra vita moderna, le bevande energetiche artificiali si sono ritagliate una nicchia, promettendo miracoli in un solo sorso. Ma questi elisir sintetici, ricchi di zuccheri raffinati e stimolanti chimici, non fanno altro che esaurire le nostre risorse interne. Fortunatamente la natura ci offre alternative infinitamente più ricche che rispettano la nostra vitalità.

L'acqua pura resta la regina delle bevande. È la fonte della vita per eccellenza, purifica ogni cellula, ogni organo e permette al corpo di esercitare le sue funzioni con fluidità. Acqua di qualità potabile, non clorata, idealmente arricchita con minerali naturali, è il primo passo per nutrire la tua vitalità. L'acqua e limone, ad esempio, fornisce una spinta alcalinizzante al mattino. Spremi un limone in un bicchiere di acqua tiepida per risvegliare il metabolismo, depurare il fegato e stimolare la digestione.

I succhi di frutta e verdura fresca sono veri e propri tesori liquidi. Ricchi di enzimi vivi, vitamine e minerali, forniscono energia immediata mentre disintossicano il corpo. Prepara un succo verde con cetriolo, sedano, spinaci e un tocco di mela per il perfetto equilibrio tra dolcezza e potere rivitalizzante. Questi succhi concentrano la forza della natura e nutrono in profondità ogni cellula, senza sovraccarico digestivo.

Gli infusi di erbe sono alleati essenziali. Il tè allo zenzero, ad esempio, riscalda il corpo, stimola la circolazione e lenisce le infiammazioni. Il rosmarino, da parte sua, risveglia la mente e favorisce la digestione. Il tè Matcha, questa polvere di tè verde giapponese, è una meraviglia per le giornate impegnative: sprigiona energia stabile e duratura grazie alla sua ricchezza di antiossidanti e L-teanina, un amminoacido che calma la mente risvegliandola.

Anche il latte vegetale fatto in casa, preparato con mandorle, nocciole o cocco, è una bevanda nutriente ed energetica. Mescolare questi ingredienti con un po' d'acqua e un tocco di vaniglia o cannella per un latte morbido, alcalinizzante e pieno di vita. Questi latti forniscono buoni acidi grassi e minerali essenziali per supportare le funzioni cellulari e rafforzare la vitalità.

Il kefir d'acqua e il kombucha sono bevande fermentate ricche di probiotici, batteri amici della nostra flora intestinale. Riequilibrando il microbiota, supportano l'assimilazione dei nutrienti e rafforzano l'immunità. Questi drink vivaci e leggermente frizzanti donano un tocco gioioso e leggero alle vostre giornate.

Infine, riconnettersi con semplicità e istinto. Ascolta il tuo corpo: a volte richiede semplice acqua fresca arricchita con qualche foglia di menta o acqua infusa con cetriolo. A volte è una bevanda calda e confortante che calma e ripara.

Assaporare queste bevande vive significa onorare il proprio corpo e la natura. È nutrirsi di un'energia vibrante, pura e gioiosa, che sostiene ogni passo nel cammino verso la leggerezza e la salute. Che ogni sorso sia una celebrazione, un invito a risvegliare la vitalità e a sbocciare pienamente.

47. Dì addio ai cibi infiammatori

L'infiammazione cronica è come una brace che arde silenziosamente nel corpo, consumando lentamente ma inesorabilmente la nostra vitalità. È la causa di molti disturbi moderni: stanchezza, dolori articolari, disturbi digestivi, aumento di peso e persino alcune malattie croniche. Ma abbiamo il potere di spegnere questa brace rivedendo il nostro piatto.

Alcuni alimenti, pur essendo onnipresenti nelle nostre cucine e nelle nostre abitudini, alimentano questa insidiosa infiammazione. Gli zuccheri raffinati, ad esempio, sono veri e propri disgregatori. Causano picchi di zucchero nel sangue, seguiti da cali improvvisi, affaticando il pancreas e favorendo uno stato infiammatorio. Sostituisci questi zuccheri vuoti con dolci naturali come frutta fresca, datteri o un po' di miele grezzo, che nutrono il corpo senza stancarlo.

Nemici della vitalità sono anche le farine bianche e i trasformati, spesso ricchi di additivi e oli di scarsa qualità. Questi cosiddetti alimenti "morti" mancano di fibre e sostanze nutritive e sovraccaricano il nostro corpo. Sostituiscili con alternative vive e nutrienti: pane a lievitazione naturale fatto in casa, cereali integrali o persino semi germogliati, pieni di enzimi e vita.

Gli oli raffinati, ricchi di omega-6, sono un altro pilastro dell'infiammazione. Scegli oli spremuti a freddo, come l'olio di oliva o di semi di lino, che forniscono acidi grassi essenziali, promuovono la rigenerazione cellulare e leniscono l'infiammazione.

I latticini, sebbene tradizionalmente associati alla salute, sono spesso problematici. Il loro lattosio, caseina e il loro profilo infiammatorio possono sovraccaricare il sistema digestivo e causare squilibri. Prova le alternative vegetali fatte in casa: latti di mandorle, anacardi o cocco, ricchi di minerali e delicati sul corpo.

Le carni rosse e le carni lavorate industriali, ricche di grassi saturi e additivi, meritano di essere consumate con grande moderazione. Scegli fonti proteiche leggere e antinfiammatorie: pesce grasso ricco di omega-3, lenticchie, ceci e tofu fermentato.

Infine, osserva il tuo corpo. Ogni organismo è unico e ciò che è infiammatorio per uno può essere neutro per un altro. L'importante è ascoltare i segnali che il tuo corpo ti invia dopo ogni pasto: stanchezza, gonfiore, disagio sono tutti messaggi.

Dire addio ai cibi infiammatori significa offrire al proprio corpo un bagno di freschezza e leggerezza. Significa riconnettersi con un'alimentazione che rispetta le leggi della natura, nutre le nostre cellule e onora la nostra energia vitale. Adottando questi cambiamenti con dolcezza e gioia, ogni pasto diventa un passo verso la salute, l'appagamento e la piena vitalità.

48. Impara ad amare i cibi semplici

In un mondo saturo di prodotti trasformati, confezioni colorate e sapori amplificati artificialmente, abbiamo dimenticato la bellezza della semplicità. Eppure, è in questa semplicità che risiede la vera ricchezza della nostra cucina.

Un frutto maturo raccolto a mano, una manciata di verdure appena raccolte, qualche noce o qualche seme... Questi alimenti semplici, vivi e naturali sono i tesori che la natura ci offre. Contengono tutto ciò di cui il nostro organismo ha bisogno: vitamine, minerali, enzimi, fibre ed energia pura. Ma per imparare ad amarli, a volte dobbiamo reimparare ad ascoltare i nostri sensi.

Quando è stata l'ultima volta che hai addentato una mela e ti sei preso il tempo di assaporarne la dolce morbidezza e la consistenza croccante? Oppure assaggiato un pomodoro baciato dal sole, senza sale né vinaigrette, semplicemente per apprezzarne la pura essenza? Queste esperienze ci ricordano che semplicità non significa austerità, ma connessione vera con ciò che mangiamo.

Gli alimenti semplici sono anche quelli che rispettano il nostro organismo. Sono facili da digerire, non ingombrano i nostri organi e forniscono energia duratura. A differenza dei prodotti raffinati e delle miscele complesse che affaticano il nostro apparato digerente, un piatto di verdure crude o leggermente cotte al vapore, accompagnate da una manciata di semi germogliati, nutre corpo e anima.

Per amare i cibi semplici è fondamentale tornare alla fonte: alla loro origine, alla loro stagionalità, alla loro preparazione. Cucinare diventa allora un rito gioioso e rispettoso. Una carota grattugiata, guarnita con un filo d'olio e una scorza di limone, può diventare un'esplosione di sapori, molto più appagante di un piatto complesso.

Riscoprire questi alimenti significa anche riscoprire il nostro palato, spesso intorpidito dall'eccesso di sale, zucchero o additivi. Lasciando da parte questi stimolanti artificiali, le nostre papille gustative ritrovano la loro sensibilità e una manciata di semplici mandorle o una semplice fetta di pera possono diventare delle vere e proprie delizie.

La semplicità dietetica invita anche a una forma di gratitudine. Mangiando cibo nella sua forma più pura, ci connettiamo alla terra, a chi la coltiva e al ciclo della vita. Ci ancora nel momento presente e ci ricorda che la salute, la gioia e la leggerezza si trovano spesso nelle cose più umili.

Imparare ad amare i cibi semplici significa in definitiva imparare ad amare se stessi: rispettare il nostro corpo, ascoltarlo e offrirgli ciò di cui ha veramente bisogno. È anche un cammino verso la serenità e la leggerezza, un passo verso una vita più vivace e gioiosa.

49. Consapevolezza in cucina

Cucinare è molto più che semplice preparazione del cibo. È un atto sacro, un dialogo intimo tra il nostro corpo, la nostra mente e la natura. Troppo spesso mangiamo automaticamente, assorbiti dai nostri pensieri o distratti dagli schermi. Tuttavia, la consapevolezza in cucina può trasformare il nostro rapporto con il cibo e guidarci nel percorso verso una salute radiosa.

Quando cucini, inizia respirando profondamente. Prendetevi un momento per osservare i colori accesi delle verdure, annusare gli aromi delle spezie, toccare la consistenza dei cibi. Ogni ingrediente racconta una storia, quella della terra che lo ha visto nascere, del sole che lo ha nutrito. Prendendoti il tempo per apprezzare questi tesori, coltivi una gratitudine che nutre l'anima così come il corpo.

Prepara i tuoi pasti pensando alla semplicità. Taglia, mescola, condisci con amore, senza fretta. È in questo spazio di attenzione che avviene la magia. I sapori sembrano più ricchi, gli odori più accattivanti e sei pienamente connesso a ciò che offri al tuo corpo.

Mangiare consapevolmente prolunga questa esperienza. Metti giù le posate tra un boccone e l'altro, mastica lentamente, gusta a fondo. Scoprirai quindi che il tuo corpo ti guida naturalmente verso la sazietà. Il consumo eccessivo, spesso motivato dallo stress o dalla noia, svanisce.

La consapevolezza in cucina è un invito a rallentare, ad ascoltare, a sentire. È un ritorno alle origini, dove ogni pasto diventa una celebrazione della vita e un gesto d'amore verso se stessi. Con questo rituale non solo alleggerisci la tua mente, ma sostieni anche la tua salute e la tua gioia interiore.

50. Il rito della spazzolatura a secco per drenare

La nostra pelle, questo meraviglioso organo, è molto più di una barriera protettiva. È un sistema di eliminazione completo, spesso chiamato "terzo rene". Quando ci prendiamo cura della nostra pelle, sosteniamo l'intero sistema linfatico e facilitiamo l'eliminazione delle tossine che intasano il nostro corpo.

La spazzolatura a secco è un rituale ancestrale, semplice e potente, per attivare questa funzione. Tutto ciò di cui hai bisogno è una spazzola in fibra naturale e pochi minuti ogni giorno per sentirne i benefici. Questo gesto stimola la circolazione sanguigna, risveglia il sistema linfatico, esfolia la pelle e favorisce un'immediata sensazione di leggerezza.

Pratica questo rituale prima della doccia, quando la pelle è asciutta. Inizia dai piedi e sali lentamente verso il cuore, utilizzando movimenti lunghi e fluidi. Immagina che ogni pennellata liberi il tuo corpo dalla pesantezza accumulata. Attraversa le gambe, le braccia, lo stomaco e la schiena, sempre con un movimento verso l'alto verso il centro del corpo.

Al di là dei suoi benefici fisici, la spazzolatura a secco è un momento per te stesso. Ti invita a rallentare, ad ascoltare il tuo corpo e a onorarlo. Questo rituale crea una connessione intima con il tuo involucro carnale, un momento per ringraziare la tua pelle per tutto ciò che fa per te.

Con il tempo noterai che la tua pelle diventa più morbida e luminosa. Ti sentirai più leggero, sia fisicamente che mentalmente. Integrando questo rituale nella tua vita quotidiana, offri al tuo corpo un prezioso aiuto per drenare e liberarsi dalle tossine, rafforzando al contempo il tuo benessere interiore. Una pratica semplice ma incredibilmente trasformativa per supportare il tuo percorso verso la vitalità.

51. Salute in ogni cellula

Il nostro corpo è composto da miliardi di cellule, ciascuna vibrante come un piccolo universo a sé stante. Queste cellule, questi microcosmi viventi, sono la base della nostra salute. Quando ogni cellula viene nutrita e liberata dalle sue scorie, tutto il nostro essere si illumina di vitalità.

Ma come possiamo dare alle nostre cellule ciò di cui hanno bisogno? La risposta è semplice: purezza e abbondanza. Le cellule prosperano in un ambiente alcalino e idratato, ricco di nutrienti viventi. Si nutrono di ciò che la natura ci offre nella sua forma più cruda: frutti maturi, verdure croccanti, semi germogliati e acqua pura, piena di energia.

D'altro canto, le cellule soffocano di fronte all'acidità generata dagli alimenti trasformati, dall'eccesso di proteine animali, dagli zuccheri raffinati e dalle tossine ambientali. Questi intrusi interrompono il loro funzionamento, rallentano la rigenerazione e favoriscono l'infiammazione.

La salute cellulare si fonda su due pilastri: nutrimento ed eliminazione. Ogni boccone di un alimento vivo – un frutto succoso, una foglia fresca di verdura, una manciata di noci crude – è una benedizione per le tue cellule. Allo stesso tempo, è fondamentale favorire l'eliminazione dei rifiuti cellulari. Acqua, movimenti dolci, respirazione consapevole e tempi di digiuno danno alle tue cellule lo spazio per purificarsi e rinnovarsi.

Visualizza il tuo corpo come un oceano. Ogni cellula è una goccia in questo oceano. Se l'acqua è limpida, le gocce brillano. Se è nuvoloso, appassiscono. La chiave per fare chiarezza sta in ciò che scegli di ingerire e nelle abitudini che coltivi quotidianamente.

Prendetevi il tempo per onorare le vostre cellule. Rallenta, mastica, respira profondamente. Regala al tuo corpo la luce del cibo vivo e l'amore per uno stile di vita semplice. Vedrai allora le tue cellule brillare e, con esse, la tua salute, la tua energia e la tua gioia di vivere.

52. Ritmi naturali della digestione

Il nostro corpo è un capolavoro del ritmo, un'orchestra dove ogni organo recita la sua parte secondo cicli ben definiti. La digestione, questo affascinante processo, segue ritmi naturali che è fondamentale rispettare per vivere in armonia con il proprio corpo.

Al mattino è il momento dell'eliminazione. Dopo una notte di riposo il corpo si libera dalle tossine accumulate. Durante questa fase è meglio non gravare sul sistema digestivo. La frutta, ricca di acqua ed enzimi, è l'alleata perfetta per aiutare questo processo. Detergono delicatamente mentre ricaricano il corpo con energia vibrante.

A mezzogiorno il fuoco digestivo è al culmine. Questo è il momento perfetto per il pasto principale della giornata. In questo momento, il corpo è pronto a trasformare gli alimenti più sostanziosi in energia. Scegli pasti equilibrati e colorati: verdure crude e cotte, cereali integrali, proteine vegetali o animali in piccole quantità. Ma attenzione, mantenete i vostri piatti semplici ed evitate gli eccessi che sovraccaricherebbero la vostra digestione.

La sera, il corpo inizia a rallentare. È un momento dedicato alla rigenerazione. Una cena leggera, a base di zuppe o verdure al vapore, permette al sistema digestivo di riposare prima della notte. Ricorda che la digestione richiede energia preziosa, da utilizzare al meglio per riparare e rivitalizzare le cellule durante il sonno.

Rispettare questi ritmi naturali significa godere di una digestione fluida e senza problemi. Aiuta anche a prevenire infiammazioni, gonfiori e quella sensazione di pesantezza che stanca il corpo.

Ascolta il tuo corpo e i suoi segnali. Ti guida attraverso le sue esigenze, che spesso sono molto diverse da quanto dettano le abitudini moderne. Riconnettendoti con questi cicli naturali, ti allinei con la saggezza ancestrale, che ci ricorda che ogni momento ha il suo ruolo da svolgere nell'armonia della vita.

53. Perché evitare l'eccesso di acidità?

Il nostro corpo è un tempio delicatamente equilibrato, progettato per funzionare in sottile armonia dove acidità e alcalinità danzano insieme. Quando questo equilibrio viene interrotto dall'eccesso di acidità, tutto il corpo ne soffre.

L'eccessiva acidità, spesso causata da una dieta troppo ricca di alimenti trasformati, proteine animali, zuccheri raffinati e bevande stimolanti come caffè o soda, infiamma il terreno interno. Questo squilibrio sovraccarica gli organi emuntori – reni, fegato, polmoni, pelle – responsabili dell'eliminazione delle scorie acide. Risultato? Possono manifestarsi stanchezza cronica, dolori articolari, infiammazioni, disturbi digestivi e aumento di peso.

Per capire perché è così importante prevenire l'acidità, visualizzate le vostre cellule come piccoli giardini. Se il terreno è troppo acido, le piante – le nostre cellule – muoiono. I nutrienti non circolano più correttamente, l'energia diminuisce e le funzioni vitali si deteriorano.

Fortunatamente la natura ci offre soluzioni semplici e potenti per ritrovare l'equilibrio. Le verdure verdi, crude o cotte, sono ricche di minerali alcalinizzanti come magnesio, potassio e calcio. La frutta fresca, soprattutto quella ricca di acqua come melone, frutti di bosco e agrumi (paradossalmente alcalinizzanti una volta digeriti), purificano e rivitalizzano.

Adotta abitudini che supportino l'equilibrio acido-base: inizia la giornata con un bicchiere di acqua tiepida e limone per alcalinizzare il terreno, aggiungi semi germogliati ai tuoi pasti per la loro ineguagliabile vitalità e limita gli alimenti acidi in eccesso.

Ricorda che lo stress e i pensieri negativi, proprio come il cibo, generano acidità. Impara a respirare, meditare e coltivare emozioni positive per calmare il corpo e la mente.

Riducendo l'acidità in eccesso, dai al tuo corpo la capacità di autoregolarsi, autoguarigione e vibrare al massimo delle sue potenzialità. Dai alle tue cellule lo spazio per prosperare e alla tua vitalità la possibilità di brillare.

54. Il ruolo fondamentale della fibra alimentare

Le fibre alimentari, spesso trascurate, sono tuttavia preziose alleate nella ricerca della salute e del benessere. Sono la chiave per una digestione armoniosa, un controllo efficace del peso e la prevenzione delle malattie croniche. Ma il loro ruolo va ben oltre ciò che generalmente immaginiamo.

Le fibre sono le scope del nostro apparato digerente. Agiscono come depuratori naturali eliminando scorie, tossine e metalli pesanti accumulati nel nostro intestino. Il loro potere regolatore è essenziale per mantenere in salute il nostro intestino. Garantiscono inoltre il corretto funzionamento della flora intestinale, favorendo la proliferazione di batteri buoni che, a loro volta, rafforzano il nostro sistema immunitario.

Il consumo di fibre non è solo benefico per la digestione, ma è anche benefico per l'equilibrio acido-base. Regolando gli acidi dello stomaco, le fibre favoriscono un ambiente più alcalino, favorevole a un migliore assorbimento dei nutrienti e a una riduzione dell'infiammazione. Pertanto, una dieta ricca di fibre contribuisce attivamente all'equilibrio interno, permettendo all'organismo di difendersi meglio dagli attacchi esterni.

Inoltre, la fibra svolge un ruolo cruciale nella gestione del peso. Rallentano il passaggio del cibo attraverso il sistema digestivo, creando una sensazione di sazietà duratura. Questo aiuta a limitare l'appetito, regolando l'insulina e migliorando la sensibilità a questo ormone chiave per il metabolismo dei grassi. Quando la dieta è ricca di fibre, agiscono come un freno naturale all'eccesso di cibo e aiutano a mantenere un peso stabile e una figura armoniosa.

Le fonti di fibra sono molteplici e accessibili. Frutta e verdura cruda, semi, legumi, cereali integrali, alghe e frutta secca sono alimenti ricchi di fibre che non solo nutrono l'organismo, ma forniscono anche una vitalità incomparabile. Optando per alimenti crudi, vivi e naturali, si promuove una migliore qualità nutrizionale, ma anche una migliore assimilazione delle fibre.

Ricorda che affinché le fibre possano svolgere il loro ruolo, devono essere consumate nell'ambito di una dieta sana ed equilibrata. Devono essere accompagnati da una buona idratazione e da una regolare attività fisica, che ne amplificherà i benefici. Diventano così gli alleati preferiti per una salute vibrante e un corpo leggero.

In sintesi, la fibra è essenziale per il nostro benessere. Ci permettono di mantenere una digestione ottimale, prevenire le malattie croniche, regolare il nostro peso e proteggerci dalle infiammazioni. Il loro posto è quindi essenziale in una dieta viva e antinfiammatoria, fonte di salute e vitalità.

55. I benefici di noci e semi

Noci e semi sono veri e propri tesori nutrizionali, gemme naturali da integrare nella nostra dieta quotidiana per nutrire il nostro corpo, la nostra mente e la nostra energia vitale. Queste piccole meraviglie contengono nutrienti potenti e molteplici benefici che contribuiscono al nostro benessere in modo profondo e duraturo.

Prima di tutto, noci e semi sono ottime fonti di grassi sani. Contengono principalmente grassi insaturi, essenziali per nutrire il nostro cuore, mantenere una buona circolazione sanguigna e bilanciare i livelli di colesterolo. Questi grassi, in particolare quelli presenti nelle mandorle, nelle noci pecan, nelle noci e nei semi di lino, svolgono un ruolo fondamentale nella protezione delle membrane cellulari e nel miglioramento della funzione cerebrale. Sono anche alleati contro le infiammazioni, aiutando a ridurre il rischio di malattie croniche come disturbi cardiovascolari e disturbi infiammatori.

Noci e semi sono anche ricchi di proteine vegetali, il che li rende una risorsa per le persone che desiderano ridurre l'apporto di proteine animali pur mantenendo un apporto adeguato. Ad esempio, i semi di chia, di zucca e di canapa sono veri e propri concentrati proteici completi che nutrono i muscoli e supportano il metabolismo. Queste proteine sono anche facili da digerire e assimilare, il che favorisce una migliore gestione del peso e della massa muscolare.

Ma i benefici delle noci e dei semi non si fermano qui. Sono inoltre ricchi di fibre, che favoriscono una digestione ottimale, una migliore regolazione del transito intestinale e una duratura sensazione di sazietà. Le fibre svolgono un ruolo cruciale nell'equilibrio acido-base dell'organismo e aiutano ad eliminare le tossine accumulate nel sistema digestivo. Consumando noci e semi regolarmente, non solo migliori la tua digestione, ma anche il tuo sistema immunitario, nutrendo i batteri buoni dell'intestino e riducendo l'infiammazione.

Questi alimenti sono anche una preziosa fonte di micronutrienti. La frutta secca, in particolare, è ricca di vitamine (come il complesso di vitamine E e B) e minerali (come magnesio, zinco e selenio), che supportano la salute delle ossa, la funzione nervosa e la produzione di energia. Il magnesio, in particolare, è un minerale che aiuta a ridurre lo stress, calmare la mente e favorire un sonno ristoratore. Per quanto riguarda il selenio, è un potente antiossidante che protegge le cellule dall'invecchiamento precoce e sostiene la salute della tiroide.

I semi di lino e chia, ricchi di acidi grassi omega-3, aiutano a nutrire il cervello e a mantenere la pelle luminosa e sana. Questi acidi grassi essenziali sono fondamentali per bilanciare il rapporto omega-3 e omega-6 nella nostra dieta, il che aiuta a combattere l'infiammazione e a sostenere il nostro sistema nervoso.

Il consumo regolare di noci e semi può anche favorire un sano equilibrio ormonale, soprattutto grazie ai lignani presenti nei semi di lino. Queste sostanze fitochimiche imitano l'azione degli estrogeni nel corpo e possono essere particolarmente utili per le donne, sostenendo la salute del seno e regolando i cicli ormonali.

Nell'ambito di una dieta viva e antinfiammatoria, noci e semi si rivelano alleati essenziali per nutrire in profondità il nostro organismo. Forniscono sia nutrienti essenziali che proprietà antinfiammatorie che aiutano a ridurre il rischio di malattie croniche, rafforzando al contempo la nostra vitalità ed energia.

Integrando queste piccole meraviglie della natura nella vostra dieta quotidiana, non solo nutrite il vostro corpo, ma anche la vostra anima. Una manciata di noci o semi, sia come spuntino, nei tuoi frullati, insalate o piatti, è un gesto semplice ma potente per sostenere la tua salute e il tuo benessere.

56. Cibi fermentati: alleati dell'intestino

Nella nostra ricerca di salute e benessere, è essenziale riconoscere l'importanza del nostro microbiota intestinale. Questo complesso ecosistema ospita miliardi di batteri che svolgono un ruolo fondamentale nella digestione, nell'immunità, nella gestione del peso e persino nella salute mentale. Per mantenere un microbiota equilibrato, niente è più prezioso degli alimenti fermentati. Questi tesori della natura, ricchi di probiotici, sono tanto più essenziali in una dieta viva e antinfiammatoria.

La fermentazione è un processo ancestrale, utilizzato da millenni per conservare gli alimenti, donandogli benefici unici. La fermentazione degli alimenti crea un ambiente favorevole alla crescita di microrganismi benefici, inclusi lattobacilli, bifidobatteri e altri ceppi di probiotici. Questi batteri nutrono la nostra flora intestinale, aiutando a digerire il cibo e a produrre vitamine essenziali, contribuendo al tempo stesso a mantenere una barriera intestinale sana e forte.

Uno dei maggiori vantaggi degli alimenti fermentati è la loro capacità di migliorare la digestione. Questo perché i probiotici presenti in questi alimenti aiutano a scomporre i nutrienti complessi, rendendoli più facili da assorbire attraverso l'intestino. Svolgono inoltre un ruolo chiave nella scomposizione delle fibre, consentendo una migliore gestione del gonfiore, dei gas e dei disturbi digestivi come la stitichezza.

I cibi fermentati sono anche potenti alleati contro l'infiammazione, fattore chiave in molte patologie moderne, come l'obesità, i disordini metabolici e le malattie croniche. Bilanciando il microbiota intestinale, questi alimenti aiutano a ridurre l'infiammazione sistemica. Ciò è particolarmente importante in una dieta antinfiammatoria, dove l'obiettivo è nutrire il corpo con alimenti che supportino l'equilibrio interno, riducendo al minimo i fattori di stress e infiammazione.

Le verdure fermentate, come i crauti, il kimchi o i sottaceti, sono particolarmente ricche di fibre, vitamine e antiossidanti, rafforzando così la capacità dell'organismo di combattere i radicali liberi. La fermentazione aumenta la biodisponibilità dei nutrienti contenuti in questi ortaggi, permettendo al nostro organismo di assimilarli in modo più efficiente. Ad esempio, le vitamine del gruppo B, in particolare la B12, e la vitamina K2, presenti in grandi quantità nei crauti e nel kimchi, sono nutrienti cruciali per il sistema nervoso e la salute delle ossa.

Inoltre, i latticini fermentati come yogurt, kefir o formaggio crudo sono ottime fonti di probiotici che favoriscono l'equilibrio della flora intestinale. Questi prodotti possono anche essere più facili da digerire per le persone sensibili al lattosio, grazie ai batteri che scompongono parzialmente questo zucchero. Il kefir, in particolare, è un concentrato di benefici, non solo per l'intestino, ma anche per il sistema immunitario, la pelle e il metabolismo.

Gli alimenti fermentati offrono anche un valido aiuto per il mantenimento del peso forma. Promuovendo una migliore digestione e un'assimilazione ottimale dei nutrienti, aiutano a regolare l'appetito ed evitare gli attacchi di fame. Ripristinando l'equilibrio della flora intestinale, riducono l'infiammazione, spesso causa di squilibri ormonali che portano ad un eccessivo aumento di peso.

Consumare cibi fermentati significa scegliere di nutrire il proprio organismo in modo intelligente, prendendosi cura del microbiota intestinale, questo vero e proprio "secondo cervello" che influenza non solo la digestione, ma anche l'umore e l'energia. Costituisce anche un approccio preventivo contro molte patologie infiammatorie, migliorando la funzione immunitaria e riequilibrando i processi metabolici.

Incorporare cibi fermentati nella tua dieta quotidiana è un atto d'amore verso il tuo corpo. Che siano nelle vostre insalate, nei vostri piatti cucinati o come semplice spuntino, questi alimenti sono alleati naturali che nutrono e rigenerano l'intestino, organo centrale nella nostra ricerca di vitalità, salute e benessere.

57. Calmare le voglie emotive

Le voglie emotive sono compagne invisibili ma molto reali nella nostra vita quotidiana. Spesso si verificano quando cerchiamo di colmare un vuoto interiore, una sofferenza emotiva o uno stress, rifugiandoci nel cibo. Eppure queste voglie sono solo una risposta temporanea, un'esca che nasconde i nostri veri bisogni. Calmare queste voglie può essere un percorso verso un migliore rapporto con se stessi e un'alimentazione più consapevole, al servizio del nostro benessere.

Le voglie emotive si manifestano in diverse forme: possono essere scatenate da un evento stressante, dall'ansia, da un momento di stanchezza o anche da emozioni inespresse. Spesso non è la fame fisica a motivarli, ma il bisogno di consolarsi, rilassarsi o sfuggire a un'emozione difficile. Cerchiamo allora il "piacere immediato" in un alimento, spesso dolce o grasso, sperando che questa sensazione di appagamento allenti la tensione interiore. Tuttavia, a lungo termine, queste soluzioni superficiali non fanno altro che rafforzare il disagio iniziale.

È fondamentale comprendere che in questi momenti non stiamo rispondendo ad un bisogno nutrizionale, ma ad una chiamata emotiva. È qui che entra in gioco la consapevolezza, una pratica di ritorno dentro se stessi, per ascoltare meglio le proprie emozioni e i propri veri bisogni. Quando sentiamo un desiderio emotivo, può essere utile fermarci un momento, fare un respiro profondo, mettere una mano sullo stomaco e chiederci: "Cosa sto provando?" » Spesso la fame è solo un'illusione, un modo per sfuggire a un disagio emotivo che non vogliamo affrontare. Prendendoci un momento per essere presenti con noi stessi, possiamo spostare l'attenzione dal cibo e soddisfare i nostri bisogni in modo più sano e nutriente.

Ciò non significa che dovremmo evitare i piaceri del gusto, anzi. Mangiare consapevolmente e con gioia è la chiave per nutrire il nostro corpo e la nostra anima. Ma è importante distinguere la vera fame da quella emotiva. È in questa distinzione che risiede la chiave dell'equilibrio. Quando senti una voglia emotiva, invece di cercare un comfort food, regalati un momento di benessere: una passeggiata nella natura, un bagno rilassante, una sessione di respirazione profonda o un'attività creativa. Sono questi momenti di attenzione a noi stessi che nutrono veramente il nostro essere interiore.

Anche il cibo vivo, ricco di sostanze nutritive ed enzimi, svolge un ruolo importante nell'equilibrio emotivo. Il cibo vivo, composto da frutta, verdura, semi e noci, nutre il nostro corpo fornendo elementi essenziali al nostro sistema nervoso. Gli Omega-3, presenti nei semi di lino, nelle noci e nei pesci grassi, così come le vitamine del gruppo B e il magnesio, sono preziosi alleati per stabilizzare l'umore e i livelli di stress. Una dieta antinfiammatoria, basata su cibi freschi e non trasformati, aiuta a mantenere un'energia costante e una migliore regolazione delle emozioni. È un vero e proprio supporto per evitare che le emozioni negative diventino scatenanti delle voglie.

Inoltre, l'idratazione gioca un ruolo centrale nella gestione delle voglie emotive. A volte, quando sentiamo un bisogno irrefrenabile di fare uno spuntino, il nostro corpo ci invia un messaggio di disidratazione. Bere un bel sorso d'acqua, o meglio ancora, un infuso di erbe lenitive come la camomilla o la lavanda, può aiutare a dissipare i morsi della fame. Le tisane non nutrono solo il corpo, nutrono anche la mente, creando una benefica pausa nella nostra giornata.

Infine, è fondamentale coltivare un rapporto armonico con il cibo. Si tratta di imparare a mangiare in modo intuitivo, questa capacità di mangiare secondo i nostri veri bisogni, senza sensi di colpa o eccessi. Implica anche riconoscere quando utilizziamo il cibo per soddisfare un'emozione piuttosto che un bisogno fisico. Riconciliarsi con il proprio corpo, accettare che certi periodi sono più difficili di altri e offrire al proprio corpo e alla mente momenti di gentilezza anziché di giudizio, questa è la vera chiave per calmare le voglie emotive.

Quindi, invece di combattere queste voglie, possiamo imparare a capirle e a domarle. Diventano allora un segnale per ritornare a noi stessi, per nutrire la nostra anima in modo più autentico, più profondo. È in questo approccio dolce, rispettoso dei nostri ritmi interiori, che troviamo la vera libertà: quella di un'alimentazione consapevole, di una vita più serena e di un corpo in armonia con le sue naturali esigenze.

58. Disintossicarsi dagli inquinanti moderni

Nel nostro mondo moderno, l'esposizione agli agenti inquinanti è diventata una realtà inevitabile. L'aria che respiriamo, l'acqua che beviamo, il cibo che mangiamo, sono tutti impregnati di sostanze chimiche che penetrano insidiosamente nel nostro corpo. Metalli pesanti, pesticidi, plastica, conservanti alimentari e molti altri inquinanti si depositano nelle nostre cellule, interrompono le nostre funzioni vitali e, in definitiva, danneggiano la nostra salute. Ma la buona notizia è che esistono modi naturali ed efficaci per disintossicarsi e ritrovare l'equilibrio.

La disintossicazione non è un fenomeno isolato o superficiale. Richiede un approccio globale, un ascolto attento del proprio corpo e il desiderio di ritornare ad abitudini semplici, in armonia con il nostro ambiente naturale. La chiave di questa disintossicazione risiede nell'attivazione dei nostri processi di eliminazione, supportati da pratiche di stile di vita che favoriscono l'eliminazione delle tossine.

L'importanza degli organi di eliminazione

Il corpo umano è una meravigliosa macchina di disintossicazione, dotata di organi capaci di eliminare le tossine in modo naturale: fegato, reni, pelle, intestino e persino polmoni. Ogni giorno questi organi svolgono un lavoro colossale per eliminare le scorie della digestione, del metabolismo cellulare e delle tossine esterne. Ma di fronte all'accumulo degli inquinanti moderni, questi organi a volte possono essere sovraccaricati. Per supportare la loro funzione, è importante fornire loro modalità per funzionare in modo ottimale.

Una dieta sana e antinfiammatoria è un pilastro della disintossicazione. Gli alimenti ricchi di antiossidanti, come frutta e verdura fresca, frutti di bosco, agrumi, nonché verdure crocifere (broccoli, cavoli, ravanelli), sono potenti alleati in questo processo. Aiutano a neutralizzare i radicali liberi e favoriscono l'eliminazione dei metalli pesanti e di altre tossine. I broccoli, ad esempio, contengono sulforafani, composti che stimolano l'attività epatica e favoriscono l'eliminazione delle sostanze tossiche. I frutti ricchi di vitamina C, come l'arancia e il kiwi, aiutano a sostenere la funzionalità epatica e la produzione di collagene, un elemento essenziale per la salute della pelle, esso stesso un importante organo di eliminazione.

Le fibre alimentari, dal canto loro, sono fondamentali per la disintossicazione dell'intestino. Aiutano ad eliminare le tossine attraverso le feci e favoriscono una buona digestione, impedendo il riassorbimento delle tossine nel corpo. Semi di lino, verdure verdi, cereali integrali e legumi sono fonti perfette di fibre solubili e insolubili che puliscono in profondità.

Acqua: l'elisir della disintossicazione

Bere acqua pura e sufficientemente idratante è essenziale per un buon drenaggio. L'acqua aiuta ad eliminare le scorie attraverso i reni e aiuta a lubrificare i nostri sistemi interni. Per rinforzare l'effetto disintossicante dell'acqua si possono aggiungere piante o frutti come menta, limone o zenzero, che apportano proprietà stimolanti per la digestione e le vie urinarie. Molto utile anche l'infuso di piante disintossicanti, come il tarassaco o la betulla, per attivare l'eliminazione delle tossine.

L'idratazione è anche uno strumento prezioso per "ripulire" il corpo dagli inquinanti accumulati. L'acqua aiuta a rimuovere i metalli pesanti residui, i prodotti chimici e altre sostanze, che vengono eliminate attraverso l'urina. Un'idratazione sufficiente aiuta quindi a sostenere i reni e gli organi di eliminazione, mantenendo un ambiente interno ottimale per la rigenerazione cellulare.

I benefici della sudorazione

La pelle, in quanto organo di eliminazione, svolge un ruolo fondamentale nella disintossicazione. La sudorazione è un modo naturale con cui il corpo elimina le tossine. Fare bagni caldi, praticare attività fisica o utilizzare le saune sono modi efficaci per stimolare la sudorazione. Lo sport, in particolare, rappresenta un modo dolce ed efficace per accelerare la circolazione sanguigna, migliorare l'ossigenazione dei tessuti e favorire l'eliminazione delle scorie attraverso il sudore. L'attività fisica regolare, che si tratti di camminata veloce, yoga o danza, aiuta a disintossicare il corpo fornendo molti benefici per la salute mentale e fisica.

Ridurre l'esposizione agli agenti inquinanti

Naturalmente, il modo migliore per disintossicarsi dagli inquinanti moderni è evitarli il più possibile. Ciò richiede scelte consapevoli ogni giorno: privilegiare alimenti biologici per limitare l'esposizione a pesticidi e sostanze chimiche, utilizzare cosmetici naturali senza parabeni né solfati, limitare l'uso di plastica e prodotti chimici in casa. Evitando queste fonti di inquinamento, riduci il carico di tossine che gravano sul tuo corpo, permettendogli di funzionare meglio ed eliminare meglio ciò che è già accumulato.

I benefici del ritorno alla natura

Un altro aspetto fondamentale della disintossicazione risiede nel ritorno ai ritmi naturali e ad una vita più vicina alla natura. Riconnetterci con la terra, prendendoci il tempo per ascoltare i ritmi del nostro corpo e della natura, ci permette di ristabilire un equilibrio profondamente ristoratore. Trascorrere del tempo all'aria aperta, al sole, nei boschi o in riva all'acqua, aiuta a ridurre lo stress e favorisce la disintossicazione naturale. Questi momenti di calma permettono al nostro corpo e alla nostra mente di rigenerarsi.

Detossinazione, un viaggio verso la vitalità

La disintossicazione dagli inquinanti moderni non è solo un processo fisico, è anche un approccio al benessere generale. È un viaggio verso una salute migliore, una maggiore vitalità e una vera armonia con se stessi. Non si tratta di seguire una moda passeggera o un programma di disintossicazione rapida, ma di ristabilire uno stile di vita che rispetti le esigenze del nostro corpo, nutrendo le nostre cellule, sostenendo i nostri organi di eliminazione, riducendo le tossine e ritrovando una forma di equilibrio.

Quando ci prendiamo cura del nostro corpo in modo naturale e consapevole, gli permettiamo di rigenerarsi in profondità, eliminare le impurità accumulate e ritrovare la sua piena capacità di funzionare. Questo approccio, gentile e rispettoso, è la chiave per una salute duratura e un benessere profondo. La disintossicazione è un processo continuo, un costante ritorno all'essenziale, per una vita più sana, leggera e appagante.

59. Riconnettiti con la natura per perdere peso

Nel nostro mondo moderno, sempre più persone si ritrovano disconnesse dalla natura, assorbite da una vita quotidiana frenetica e da preoccupazioni tecnologiche che ci allontanano dalla nostra essenza profonda. Eppure il nostro corpo è progettato per vivere in armonia con la natura, e questa connessione è un fattore chiave non solo per il nostro benessere psicofisico, ma anche per un processo di perdita di peso sano e sostenibile.

Perdere peso non si limita semplicemente a ridurre le calorie o a impegnarsi in attività fisica. È un processo che deve avvenire nel profondo rispetto del corpo e dei suoi ritmi naturali. La natura, con la sua infinita saggezza, ci offre tutto ciò di cui abbiamo bisogno per ristabilire l'equilibrio, stimolare la nostra vitalità e riconnetterci a un modo di essere che promuove la salute. Ritornare alla natura significa ritrovare un equilibrio naturale, ripristinare pratiche semplici e permettere al nostro corpo di ritrovare i suoi meccanismi di autoregolazione.

La natura come alleata per riequilibrare il nostro metabolismo

Quando ci allontaniamo dagli artifici della società moderna e torniamo a pratiche semplici e naturali, ripristiniamo la capacità del nostro corpo di funzionare nel modo in cui è stato progettato per funzionare. Lo stress, l'inquinamento, il cibo spazzatura e lo stile di vita sedentario interrompono i nostri processi biologici. Tuttavia, una volta che ci riconnettiamo con la natura, possiamo ripristinare l'armonia interiore, essenziale per consentire al metabolismo di funzionare in modo efficiente e bruciare i grassi in modo naturale.

La natura ci invita a seguire semplici ritmi biologici e a riconnetterci con abitudini alimentari ancestrali. Ad esempio, mangiando prodotti locali e stagionali, ci allineiamo ai cicli naturali della Terra, che determinano la disponibilità di determinati alimenti in diversi periodi dell'anno. Queste scelte alimentari, più ricche di nutrienti e più adatte alle nostre esigenze, favoriscono non solo una migliore digestione ma anche un controllo ottimale del peso.

Camminate e attività fisica all'aria aperta

Praticare attività fisica all'aria aperta è un elemento fondamentale per riconnettersi con la natura e attivare un processo di dimagrimento duraturo. Camminare nella natura, nel bosco o vicino all'acqua, fa molto di più che stimolare la circolazione sanguigna e bruciare calorie. Aiuta anche a rilasciare gli ormoni del benessere, come le endorfine e la serotonina, che riducono lo stress e l'ansia, due fattori spesso legati all'eccessivo aumento di peso.

Anche l'esposizione alla natura è una forma di "reset". Respirare aria fresca, godersi la luce del giorno, sentire la terra sotto i piedi o gli elementi sulla pelle attivano processi fisiologici che favoriscono una sana perdita di peso. È dimostrato che l'esposizione regolare alla natura migliora il metabolismo, aumenta l'energia e favorisce un sonno migliore, un elemento chiave per perdere peso con gioia.

I benefici degli alimenti locali e stagionali

Ritornare alla natura significa anche riconnettersi con i cibi locali e stagionali. Questi prodotti non solo sono più ricchi di nutrienti, ma corrispondono a cicli naturali che rispettano la nostra biologia. Mangiare verdure coltivate in piena terra, frutta succosa ed erbe aromatiche fresche è un modo potente per ripristinare l'equilibrio nel nostro corpo.

Anche gli alimenti locali e stagionali sono meno lavorati, il che significa meno conservanti, sostanze chimiche e pesticidi nel nostro cibo. Privilegiando una dieta sana, semplice e vivace, il nostro corpo riacquista la capacità di digerire meglio, eliminare meglio e gestire meglio i grassi. Verdura, frutta, noci e semi sono preziosi alleati in questo processo. Ad esempio, le verdure a foglia verde, come gli spinaci o il cavolo riccio, sono particolarmente ricche di minerali, antiossidanti e fibre, essenziali per favorire una buona digestione e un metabolismo ottimale.

L'importanza del sonno e del riposo in armonia con la natura

La natura ci insegna anche l'importanza del sonno e del riposo. Quando siamo in contatto con esso, sentiamo la chiamata a rallentare, a fermarci, ad ascoltare i segnali che il nostro corpo ci invia. Il sonno è essenziale per perdere peso e mantenere una buona salute. Riconnettendoci con la natura, ripristiniamo un ritmo di vita più naturale, che promuove una migliore qualità del sonno, riduce l'infiammazione e consente al corpo di riparare i tessuti, eliminare le tossine e gestire in modo più efficace il grasso immagazzinato.

La luce solare naturale, la calma della natura e i ritmi del tramonto e dell'alba influenzano il nostro ciclo circadiano. Quando viviamo in armonia con questi ritmi, il nostro corpo è meglio preparato a gestire i processi di digestione ed eliminazione, che svolgono un ruolo cruciale nella gestione del peso.

Il potere della connessione emotiva con la natura

Infine, riconnettersi con la natura per perdere peso significa anche riscoprire il potere calmante dell'ambiente naturale sul nostro benessere emotivo. Molti di noi mangiano spinti da stress, ansia o emozioni negative, il che può portare a comportamenti alimentari sbilanciati. Ricaricare le batterie nella natura, respirare profondamente, osservare gli alberi, ascoltare il canto degli uccelli o sedersi vicino all'acqua aiuta a ridurre l'ansia, ritrovare lucidità mentale e sviluppare un rapporto più sano con il cibo.

Quando ci riconnettiamo con il nostro ambiente naturale, ci riconnettiamo anche con la nostra natura più profonda. Impariamo ad ascoltare meglio i nostri bisogni, a distaccarci dalle abitudini alimentari dettate da emozioni negative e a coltivare un approccio più consapevole e intuitivo al cibo.

Perdere peso con gioia: un ritorno alle origini

Ritornare alla natura per dimagrire è soprattutto un atto di amore e rispetto verso se stessi. Si tratta di prendersi cura del proprio corpo in modo naturale, affidandosi a pratiche semplici ma potenti: il cibo vivo, l'attività fisica all'aria aperta, il sonno ristoratore e l'ascolto dei nostri bisogni profondi. Riconnettendoci con la natura, ci riconnettiamo con la nostra stessa essenza, ciò che ci guida verso un peso ideale e una salute duratura, nella gioia e nell'equilibrio.

60. Bagni derivativi: il poco conosciuto alleato disintossicante

Nella nostra epoca in cui infiammazioni, stress e inquinamento sono nemici invisibili della nostra salute, è fondamentale cercare soluzioni semplici e naturali per depurare l'organismo. A volte è sufficiente ritornare a pratiche ancestrali e dimenticate per riconnettersi con una salute profonda. I bagni derivativi, metodo semplice e potente, sono uno di questi. Tuttavia questa tecnica, che è un vero tesoro, rimane ancora in gran parte sconosciuta a molti appassionati della disintossicazione e della salute naturale.

I bagni derivativi sono un metodo disintossicante che agisce sia sul corpo che sulla mente. Consiste nell'utilizzo di acqua fredda per stimolare la circolazione sanguigna, disintossicare in profondità l'organismo e favorire l'eliminazione delle tossine, donando una sensazione di benessere e leggerezza. Questa pratica semplice ma potente può trasformare la tua vita quotidiana, alleggerire il tuo corpo e promuovere un naturale processo di perdita di peso.

Un meccanismo di disintossicazione profonda

I bagni derivati agiscono sulla capacità dell'organismo di eliminare le scorie accumulate, spesso legate a cattiva alimentazione, stress o abitudini di vita sedentarie. Raffreddando alcune zone del corpo, principalmente il basso ventre e le regioni pelviche, questo metodo attiva il sistema linfatico e stimola gli emuntori naturali: fegato, reni, pelle e intestino. Queste aree sono spesso punti di ristagno in cui si concentrano le tossine. Attraverso l'azione dell'acqua fredda si risveglia la circolazione sanguigna, permettendo agli organi di eliminare più facilmente le tossine e rigenerarsi.

Contrariamente a quanto si potrebbe pensare, l'azione dell'acqua fredda non provoca uno shock brutale all'organismo. Al contrario, attiverà i meccanismi di difesa naturale e stimolerà la circolazione in modo dolce e profondo, consentendo una disintossicazione progressiva ma continua. È un modo per risvegliare le forze vitali del corpo per permettergli di purificarsi in profondità e assorbire meglio i nutrienti che riceve.

Un valido aiuto nella gestione delle infiammazioni

L'infiammazione cronica è uno dei principali nemici della salute moderna. Che sia legata a una dieta troppo zuccherata, agli alimenti trasformati o allo stress, l'infiammazione è responsabile di molte patologie e costituisce anche un ostacolo al processo di dimagrimento. I bagni derivati agiscono direttamente su questa infiammazione, stimolando la circolazione e facilitando l'eliminazione delle scorie infiammatorie dall'organismo. Riducendo l'infiammazione, questa pratica consente al corpo di ritrovare l'equilibrio e funzionare meglio, creando un ambiente più favorevole alla perdita di peso.

Il metodo del bagno derivato ha effetti anche sul sistema nervoso. L'esposizione all'acqua fredda stimola la produzione di norepinefrina, un neurotrasmettitore essenziale nella gestione dello stress e dell'infiammazione. Ciò aiuta a ridurre la tensione accumulata nel corpo e favorisce una migliore regolazione del metabolismo.

Un complemento naturale ad una dieta viva e antinfiammatoria

I bagni derivati non sostituiscono una dieta sana e vivace, ma ne sono un potente complemento. Se abbinati ad una dieta antinfiammatoria, basata su alimenti vivi, non trasformati e ricchi di sostanze nutritive, ottengono risultati molto più rapidi e duraturi. Ad esempio, consumando una dieta ricca di verdure fresche, frutta di stagione, semi e noci ed eliminando i prodotti industriali, nutriamo il nostro corpo in modo ottimale. I bagni derivati, stimolando l'eliminazione delle tossine e riducendo le infiammazioni, favoriscono l'assimilazione di questi nutrienti essenziali liberando il corpo dai suoi eccessi.

Una buona alimentazione, oltre ai bagni derivati, aiuta a rafforzare il sistema immunitario, a ripristinare un buon equilibrio ormonale e a mantenere un metabolismo attivo ed efficiente. Insieme, queste pratiche aiutano a riequilibrare le funzioni fisiologiche dell'organismo facilitando la gestione del peso, senza privazioni o diete draconiane.

La pratica dei bagni derivativi: semplice e accessibile a tutti

Uno dei maggiori vantaggi dei bagni derivativi è la loro semplicità. Non è un metodo complesso, né richiede attrezzature costose o difficili da utilizzare. Tutto ciò di cui hai bisogno è un asciugamano pulito, una bacinella di acqua fredda e qualche minuto ogni giorno per sperimentare i benefici di questa pratica.

Il metodo prevede di sedersi su un sedile con le gambe divaricate e di posizionare un panno imbevuto di acqua fredda sulla regione pelvica. Questa posizione permette all'acqua fredda di stimolare la circolazione, pur essendo perfettamente confortevole. I bagni derivativi possono essere effettuati più volte alla settimana, o anche tutti i giorni, per beneficiare dei loro effetti disintossicanti a lungo termine.

I risultati sono visibili dopo pochi giorni o settimane di pratica: più energia, pelle più chiara, digestione più agevole e benessere generale che promuove uno stile di vita più leggero e naturale.

Un ritorno alle fonti del benessere

Detossinarsi attraverso i bagni derivativi significa riconnettersi con pratiche semplici, ancestrali, che rispettano i ritmi naturali del corpo. In un mondo in cui siamo costantemente alla ricerca di soluzioni complicate e artificiali, questo metodo ci ricorda che esistono modi semplici, naturali ed efficaci per ritrovare il nostro equilibrio. Praticando regolarmente i bagni derivativi, aiutiamo il nostro corpo a liberarsi delle impurità, a ritrovare la sua energia vitale e a creare un ambiente interno favorevole alla salute e alla perdita di peso duratura.

I bagni derivativi sono quindi uno strumento prezioso nell'arsenale della disintossicazione naturale, e permettono di coltivare un benessere profondo sostenendo l'organismo nel suo processo di rigenerazione. È un metodo dolce ma potente che ci aiuta a perdere peso con gioia e in armonia con il nostro corpo.

61. Domare il grasso: il bene e il male

Nel viaggio verso una salute ottimale, è essenziale ripristinare l'equilibrio interiore, e questo spesso inizia dal modo in cui percepiamo e integriamo i grassi nella nostra dieta. Per troppo tempo i grassi sono stati stigmatizzati, gettati nello stesso paniere degli zuccheri e di altri alimenti considerati dannosi. Tuttavia, è giunto il momento di mettere le cose in prospettiva e riscoprire le virtù dei grassi, sapendo distinguere il buono dal cattivo.

Il grasso è, di gran lunga, uno dei macronutrienti più fraintesi. Per molti rimane sinonimo di aumento di peso, cattiva salute del cuore e infiammazione. Tuttavia, senza di essa, il corpo non potrebbe funzionare correttamente. Il grasso non è solo una fonte di energia; svolge un ruolo essenziale nella produzione delle membrane cellulari, nell'assorbimento delle vitamine liposolubili e nella regolazione ormonale. In altre parole, è fondamentale per il nostro benessere. La questione non è quindi quella di evitare completamente i grassi, ma piuttosto di imparare a scegliere i grassi giusti e a consumarli in modo equilibrato.

Grassi buoni: alleati della salute

I grassi sono nutrienti essenziali per la vita, ma non tutti i grassi sono uguali. Esiste una grande differenza tra grassi polinsaturi e grassi saturi, tra grassi animali e grassi vegetali e tra grassi trasformati e grassi naturali.

I cosiddetti grassi "buoni" sono i grassi polinsaturi e i grassi monoinsaturi. Questi ultimi sono particolarmente presenti negli oli vegetali spremuti a freddo, come l'olio d'oliva, l'olio di semi di lino o l'olio di colza, nonché nell'avocado, nelle noci, nei semi e nei pesci grassi come il salmone o lo sgombro. Questi grassi non solo aiutano a nutrire il corpo, ma supportano anche la riduzione dell'infiammazione, la regolazione del colesterolo e la protezione del cuore.

Gli Omega-3, presenti in alimenti come semi di chia, semi di lino e pesce azzurro, sono particolarmente benefici. Hanno proprietà antinfiammatorie e sono essenziali per il corretto funzionamento del cervello e la salute della pelle. Un consumo adeguato di omega-3, oltre a una dieta ricca di antiossidanti, può aiutare a prevenire molte patologie legate all'infiammazione, come le malattie cardiovascolari, l'artrite o anche alcune forme di depressione.

Inoltre, questi grassi sani sono preziosi alleati nella gestione del peso. A differenza dei grassi trans o saturi, promuovono la sazietà e aiutano a regolare i livelli di insulina, il che aiuta a tenere lontani gli attacchi di fame e a prevenire l'accumulo di grasso corporeo indesiderato.

Grassi cattivi: evitateli a tutti i costi

A differenza dei grassi sani, i grassi saturi e i grassi trans sono responsabili di molti disturbi metabolici. I grassi saturi, presenti nella carne grassa, nei latticini ricchi di grassi, nel burro e negli oli tropicali come l'olio di palma, possono favorire l'infiammazione e aumentare il rischio di malattie cardiache e diabete di tipo 2. Il loro consumo eccessivo interrompe il metabolismo e favorisce l'immagazzinamento dei grassi corporei, in particolare nella zona addominale, spesso associata ad un aumentato rischio di malattie.

I grassi trans, invece, sono ancora più insidiosi. Sono creati dall'idrogenazione degli oli vegetali, un processo che trasforma gli oli insaturi in grassi solidi. Si trovano in molti prodotti industriali: biscotti, pasticceria, fritture, piatti pronti e margarine. I grassi trans interrompono seriamente la funzione cellulare, aumentano i livelli di colesterolo cattivo (LDL) riducendo il colesterolo buono (HDL) e promuovono l'infiammazione cronica.

È quindi fondamentale evitare il più possibile questi grassi. Prendere coscienza dei prodotti trasformati e industriali presenti nella nostra dieta è il primo passo per liberarci dagli effetti dannosi di questi grassi. Oli raffinati, prodotti zuccherati e grassi dell'industria alimentare non trovano posto in una dieta viva, antinfiammatoria e rispettosa del corpo.

Domare i grassi: consumo consapevole ed equilibrato

Il segreto per perdere peso con gioia e mantenere una salute ottimale risiede nell'equilibrio. Non si tratta di privarsi, ma di comprendere la differenza tra i grassi che nutrono e quelli che fanno male. L'eccesso di grassi saturi o trans ostacola la capacità del corpo di bruciare i grassi e metabolizzare correttamente i nutrienti. D'altra parte, un consumo equilibrato di grassi sani aiuta a regolare gli ormoni, a mantenere la salute delle cellule e a mantenere un peso sano.

Incorporare grassi sani in ogni pasto, come una manciata di noci nell'insalata, un cucchiaio di olio d'oliva per condire le verdure o il pesce azzurro come fonte di proteine e grassi nutrienti, è un modo per nutrire il corpo permettendogli di rigenerare.

Una dieta viva e antinfiammatoria: una visione olistica

I grassi, come altri macronutrienti, non dovrebbero essere consumati isolatamente, ma integrati in una dieta olistica e vivente. Ciò significa scegliere alimenti freschi, non trasformati, ricchi di sostanze nutritive e coltivati secondo i cicli naturali. Inoltre, combinare grassi sani con fibre, proteine vegetali e carboidrati complessi aiuta a mantenere il metabolismo in equilibrio e riduce il rischio di infiammazioni.

Il ruolo dei grassi nella nostra dieta non si limita al controllo del peso. Sono essenziali per la salute della nostra pelle, la regolazione del nostro umore, la nostra capacità di gestire lo stress e la nostra energia quotidiana. Domare i grassi significa quindi imparare a integrarli in modo intelligente nella nostra dieta, evitando le trappole dei grassi cattivi, e coltivando uno stile di vita che rispetti i ritmi naturali del nostro corpo.

Adottando un approccio consapevole ai grassi e scegliendoli con saggezza, possiamo nutrire il nostro corpo, fornirgli le risorse di cui ha bisogno e permettergli di trasformarsi, liberandoci dai pesi inutili, non solo a livello fisico, ma anche emotivo. e livello energetico.

62. Proteine vegetali: costruttori di luce

Nella nostra ricerca di una dieta sana ed equilibrata, è fondamentale ripensare il posto delle proteine nella nostra vita quotidiana. Troppo spesso associamo le proteine a carne, uova e prodotti di origine animale, dimenticando che la natura ci offre un'infinita ricchezza di fonti vegetali altrettanto nutrienti, ma molto più leggere per il corpo e la mente. Le proteine vegetali sono le costruttori di luce del corpo, alleate perfette per una salute duratura e una figura snella.

Le proteine sono essenziali per la vita, sono gli elementi costitutivi delle nostre cellule, dei muscoli, degli ormoni e degli enzimi. Svolgono un ruolo chiave nella riparazione e crescita dei tessuti, nella produzione di energia e nel mantenimento di un metabolismo funzionale. Tuttavia le proteine animali, spesso ricche di grassi saturi e purine, possono causare squilibri e infiammazioni croniche, patologie sempre più diffuse nelle nostre società moderne. È qui che entrano in gioco le proteine vegetali, alternative leggere e salutari.

I benefici delle proteine vegetali: una ricchezza naturale

Le proteine vegetali non solo sono più leggere da digerire, ma sono anche ricche di preziose sostanze nutritive che sostengono il corpo in modo delicato ed efficace. Optando per fonti vegetali, integri nella tua dieta una varietà di vitamine, minerali, fibre e potenti antiossidanti. A differenza delle proteine animali, inoltre, sono prive di grassi saturi e tossine provenienti da allevamenti intensivi.

I legumi, come lenticchie, ceci, fagioli e fave, sono eccezionali fonti di proteine vegetali. Contengono anche fibre che supportano la digestione e regolano lo zucchero nel sangue, fornendo energia a lunga durata senza i picchi e i crolli degli zuccheri spesso associati alle proteine animali. Queste fibre nutrono anche la flora intestinale, essenziale per una digestione ottimale e un sistema immunitario forte.

Anche i semi, come chia, lino, zucca e girasole, sono ricchi di proteine e offrono grassi sani, in particolare omega-3, che svolgono un ruolo chiave nel ridurre l'infiammazione e nella protezione del cuore. Sono anche ottime fonti di minerali come magnesio, zinco e ferro. Questi piccoli semi sono veri e propri concentrati di vitalità, rinforzano le strutture del corpo e nutrono la mente.

La frutta secca, come mandorle, anacardi o noci pecan, completa questa tavolozza proteica a base vegetale fornendo una combinazione di proteine, grassi sani e antiossidanti. Aiutano a migliorare la circolazione sanguigna, nutrono la pelle e favoriscono la rigenerazione cellulare.

Tofu, tempeh e altri prodotti a base di soia sono fonti proteiche complete, nel senso che contengono tutti gli aminoacidi essenziali di cui il corpo ha bisogno. Inoltre, la soia è una proteina vegetale particolarmente interessante per la sua ricchezza di isoflavoni, composti che supportano l'equilibrio ormonale e combattono le infiammazioni.

Proteine leggere ma potenti

Le proteine vegetali sono costruttori di luce. Hanno la capacità di nutrire in profondità, alleggerendo il lavoro della digestione e riducendo l'impatto sui nostri organi vitali, come i reni e il fegato. A differenza delle proteine animali che possono essere difficili da metabolizzare, le proteine vegetali vengono facilmente assorbite e utilizzate dall'organismo. Sono alleati perfetti per chi vuole mantenere un corpo sano, senza sovraccaricare i propri organi.

Le proteine vegetali svolgono anche un ruolo preventivo nella gestione del peso. Il loro alto contenuto di fibre favorisce una sensazione di sazietà duratura, che aiuta a limitare gli spuntini e a mantenere un peso stabile, senza privazioni o frustrazioni. Inoltre, queste proteine aiutano a regolare i livelli di zucchero nel sangue, riducendo così i rischi del diabete di tipo 2 e di altre malattie metaboliche.

L'integrazione delle proteine vegetali in una dieta antinfiammatoria

In una dieta attiva e antinfiammatoria, l'enfasi dovrebbe essere posta su scelte alimentari naturali e non trasformate. Le proteine vegetali, oltre ad essere benefiche per il controllo del peso e la prevenzione delle malattie, hanno un ruolo fondamentale da svolgere nel ridurre l'infiammazione cronica. Sostituendo le fonti animali con proteine vegetali, aiutiamo a ridurre i fenomeni infiammatori, che sono alla radice di molte patologie moderne, come i disturbi digestivi, i dolori articolari, le malattie cardiovascolari e perfino alcune forme di cancro.

Le proteine vegetali, grazie al loro alto contenuto di antiossidanti e ai bassi livelli di grassi saturi, aiutano a ridurre i radicali liberi e proteggono il corpo dall'invecchiamento precoce. Supportano inoltre la rigenerazione cellulare e l'equilibrio delle funzioni ormonali, contribuendo al benessere generale.

Conciliare piacere e salute

Integrare le proteine vegetali nella nostra dieta non deve essere un vincolo, ma piuttosto un'opportunità per riscoprire il piacere dei cibi semplici e naturali. Il segreto sta nella genuinità degli ingredienti, nella loro freschezza e nel modo in cui li prepariamo. Ad esempio, le zuppe di lenticchie, le insalate di ceci, gli involtini di verdure e hummus o i frullati arricchiti con semi e noci possono essere piatti deliziosi e nutrienti.

Queste proteine vegetali non sono solo una risposta ai nostri bisogni nutrizionali, sono anche un modo per coltivare un rapporto più sano con il cibo, più consapevole e in armonia con il nostro corpo. Ci permettono di nutrire le nostre cellule in profondità, preservando il nostro equilibrio naturale.

Quindi, reintegrare le proteine vegetali nella nostra vita quotidiana significa scegliere costruttori leggeri che sostengano il corpo senza appesantirlo e che nutrano la mente fornendo vitalità ed energia. Facendo questa scelta, optiamo per una salute duratura, una silhouette raffinata e un benessere generale.

63. Impara a rallentare per digerire meglio

La digestione è un processo affascinante, una danza sottile dove ogni passo, ogni movimento, ogni ingrediente gioca il suo ruolo. Tuttavia, nelle nostre vite frenetiche, tendiamo a trascurare questo delicato meccanismo. Mangiamo velocemente, ingurgitiamo il cibo senza prestare attenzione, senza rispettare il tempo necessario al nostro organismo per assimilarlo correttamente. È qui che entra in gioco un principio fondamentale: imparare a rallentare.

Rallentare non è solo un invito a prendersi un momento per sé, è anche un modo per riconnettere il nostro corpo al suo ritmo naturale. E quando applichiamo questo principio alla digestione, i benefici sono molteplici: migliore assimilazione dei nutrienti, riduzione del gonfiore, migliore equilibrio ormonale e metabolismo ottimizzato. È un atto di rispetto verso il nostro corpo, un gesto che gli permette di lavorare in armonia, senza essere spintonato.

Il legame tra digestione e velocità

Il nostro sistema digestivo, come tutta la nostra fisiologia, è progettato per funzionare senza intoppi, in un ambiente calmo. Ma oggi viviamo a un ritmo vertiginoso. Mangiamo i nostri pasti in pochi minuti, spesso davanti a uno schermo, assorti nelle nostre preoccupazioni. Questo stress, questa agitazione, disturba non solo il nostro sistema nervoso, ma anche il nostro sistema digestivo.

Quando mangiamo velocemente, ingeriamo troppa aria, il che può portare a gonfiore e sensazione di pesantezza. Inoltre, non diamo alla nostra saliva il tempo di accompagnare il cibo nel processo iniziale di scomposizione dei carboidrati. La saliva, ricca di enzimi digestivi, svolge un ruolo fondamentale: avvia la digestione degli alimenti amidacei e prepara il terreno per il resto del processo. Se mastichiamo troppo velocemente, questo primo passaggio della digestione viene trascurato, costringendo stomaco e intestino a lavorare di più per compensare.

Rallentando, offriamo al nostro corpo la possibilità di iniziare ogni fase della digestione in profondità. Ogni boccone è un'occasione per nutrire veramente il nostro corpo, senza fretta, permettendogli di ricevere e assimilare il cibo in modo ottimale.

I benefici di una digestione lenta e consapevole

Rallentare ci permette di essere consapevoli di ciò che mangiamo. Quando mangiamo lentamente, notiamo il colore, la consistenza, l'odore e persino il sapore del cibo. Ogni pasto diventa un momento di piacere, un momento di risveglio sensoriale. Assaporiamo veramente il nostro cibo, che non solo calma la nostra mente, ma attiva anche segnali nel nostro cervello che promuovono la sazietà.

Questa attenzione consapevole ci aiuta a riconnetterci con la nostra vera fame e a gestire meglio le quantità. In effetti, tutti abbiamo questo riflesso di mangiare velocemente, spesso ben oltre le nostre necessità, perché non ci prendiamo il tempo per sentire quando siamo sazi. Mangiare lentamente dà al corpo il tempo di inviare il segnale di sazietà al cervello, evitando così di mangiare troppo.

Una digestione più lenta e più calma ha effetti benefici anche sulla salute dell'intestino. Permette una migliore masticazione del cibo, facilitandone la scomposizione da parte dei succhi digestivi e riducendo il carico di lavoro dello stomaco. Una digestione ben condotta, con calma e serenità, ottimizza l'assorbimento dei nutrienti. Questa perfetta assimilazione dei nutrienti ha l'effetto di nutrire le cellule del nostro corpo, sostenere la nostra energia e garantire il corretto funzionamento di tutti i nostri organi.

Il ruolo della calma e dell'intenzione nella digestione

Imparare a rallentare significa anche accettare di prendersi il tempo per creare uno spazio favorevole alla digestione. L'ambiente gioca un ruolo fondamentale. Mangiare in un luogo tranquillo, senza distrazioni, permette di concentrarsi completamente sul processo digestivo. Fondamentale è anche prendersi qualche momento di relax prima di sedersi a mangiare, per sfuggire allo stress quotidiano. Qualche respiro profondo, un momento di gratitudine per il cibo che andremo a consumare, tutto questo prepara il nostro corpo a ricevere ciò che gli offriamo.

L'intenzione è un ingrediente essenziale. Quando mangiamo con l'intenzione di nutrire il nostro corpo, inviamo segnali al nostro sistema digestivo affinché funzioni in modo ottimale. L'intenzione di nutrire bene il proprio corpo, di prendersi cura di sé attraverso questo gesto quotidiano, è profondamente benefica. Questo aiuta a rilasciare la tensione, ad aprire la mente e a creare una vera connessione tra ciò che mangiamo e ciò che sentiamo.

Mangia lentamente per bilanciare corpo e mente

Il ritmo naturale della digestione corrisponde a quello della vita. Ogni funzione del nostro corpo segue un proprio ritmo, un proprio. Quando rallentiamo la velocità dei nostri pasti, mettiamo il nostro corpo in sintonia con i suoi reali bisogni. Non è la quantità di cibo che consumiamo a determinare il nostro benessere, ma la qualità del nostro rapporto con quel cibo.

Va ben oltre la semplice digestione fisica. Quando ci prendiamo il tempo per mangiare bene, nutriamo il nostro spirito. Questo momento diventa un rituale rasserenante, un momento di gentilezza verso noi stessi. Ogni boccone diventa un modo per rallentare il turbinio della vita quotidiana, per prendersi cura del nostro corpo, per equilibrarlo e onorarlo.

Imparare a rallentare per digerire meglio è un invito a tornare alle origini. Rallentare per permetterci di assaporare la vita, nutrirci consapevolmente e fornire al nostro corpo tutto ciò di cui ha bisogno per funzionare al massimo delle sue potenzialità. È un approccio semplice ma profondamente efficace per migliorare il nostro benessere generale, coltivando la gioia in ogni pasto e, quindi, nutrendo il nostro corpo e la nostra mente in uno stato di serenità duratura.

64. Riconnettiti con il piacere di muoverti

In un mondo in cui il tempo sembra sempre correre, dove gli obblighi si accumulano e dove siamo costantemente richiesti, è diventato facile dimenticare che il movimento, nella sua semplicità, è uno dei più grandi piaceri naturali dell'essere umano. . Muoversi però non è solo una necessità per mantenersi in buona salute, è un atto di libertà, gioia, vitalità. Ritornare a questo piacere fondamentale significa darsi l'opportunità di ritrovare l'equilibrio, di rinforzare il nostro corpo, ma anche di nutrire la nostra mente.

Molti di noi hanno dimenticato che muoversi può essere fonte di puro piacere. Abbiamo associato l'esercizio alla costrizione, a un programma rigoroso, al sacrificio. Spesso vediamo il movimento come un compito da compiere piuttosto che un'opportunità per riconnetterci con noi stessi. Ecco perché è fondamentale riscoprire questa leggerezza, questo semplice piacere che risiede nel fatto di muoversi.

Il corpo, tempio del movimento

Il corpo umano è una meraviglia di adattabilità, progettato per muoversi con facilità. Le nostre articolazioni, i nostri muscoli, i nostri legamenti, il nostro cuore, tutto è fatto per muoversi, per interagire con il mondo. Non è pensato per essere statico, per essere bloccato in posizioni rigide, seduto dietro uno schermo per ore. Uno stile di vita sedentario è un'aberrazione per la nostra biologia. Quando ci riconnettiamo con il nostro corpo e con le sue fondamentali esigenze di movimento, gli restituiamo la possibilità di irradiarsi.

Ritornare al piacere di muoversi significa accettare di reintegrare questa attività nella nostra quotidianità in modo naturale e senza pressioni. L'obiettivo non è correre una maratona, ma riscoprire i piaceri semplici del movimento: camminare, ballare, fare stretching, saltare, ridere, respirare profondamente. Ogni gesto, ogni movimento può essere fonte di profonda gioia e benessere.

L'importanza di muoversi per la salute fisica e mentale

Il movimento è la vera medicina preventiva. Quando ci muoviamo rafforziamo il nostro sistema muscolare e osseo, miglioriamo la circolazione sanguigna, ottimizziamo il nostro metabolismo e, soprattutto, liberiamo endorfine, gli ormoni della felicità. Ma non è tutto. Muoversi inoltre libera la mente dalle tensioni accumulate, riduce lo stress e dona una sensazione di calma interiore.

È dimostrato che l'esercizio fisico rilascia neurotrasmettitori che influenzano direttamente il nostro umore. Muoversi con piacere diventa quindi un modo naturale per bilanciare le nostre emozioni, distaccarci dalle preoccupazioni e rafforzare la nostra salute mentale. L'esercizio fisico diventa una vera e propria terapia contro stress, ansia e depressione.

Inoltre, muoversi regolarmente aiuta a mantenere un peso naturale e sano. A differenza delle diete restrittive che stancano l'organismo, l'attività fisica ci permette di regolare il nostro metabolismo in modo dolce e progressivo, stimolando la combustione dei grassi e favorendo la riparazione dei tessuti corporei. Questo ci aiuta a perdere peso in modo sano e sostenibile, senza privazioni e con rinnovato piacere.

Ritrova la libertà di movimento attraverso semplici gesti

Non è necessario seguire programmi intensivi o allenamenti ad alte prestazioni per sfruttare i benefici del movimento. Ritornare al piacere di muoversi significa anche saper apprezzare i semplici gesti quotidiani: prendere le scale invece dell'ascensore, camminare con un ritmo piacevole, fare stretching al mattino o a fine giornata, ballare ascoltando la propria musica preferita, fare giardinaggio, giocare con i tuoi figli. Questi piccoli gesti, accumulati quotidianamente, sono molto più potenti di quanto pensiamo.

In un mondo in cui siamo spesso messi alla prova da programmi di fitness complessi, è importante tornare alle origini: muoversi in modo naturale, ascoltando il proprio corpo. L'idea non è forzare, ma trovare la libertà nel movimento, ascoltarsi, rispettare le proprie esigenze, provare piacere in ogni passo, ogni allungamento, ogni sussulto. La nozione di piacere è essenziale. Più ci piace muoverci, più il corpo si sente libero, più la mente è calma, più sentiamo energia e vitalità.

Ballando con la vita

Il movimento è una danza. Non c'è sforzo nel ballare, c'è solo espressione di sé, gioia, piacere, libertà. Muoversi è ballare con la vita, e ogni gesto può essere una danza a sé stante. Che si tratti di camminare, correre, nuotare o fare yoga, l'idea è riconnettersi con la fluidità del corpo, lasciare che i gesti si esprimano senza costrizioni. Questa è l'arte di muoversi con piacere: accettare che ogni movimento è una danza, una celebrazione della vita.

Movimento, un percorso verso l'equilibrio

Quando ci riconnettiamo con il piacere di muoverci, entriamo in una dinamica positiva che tocca tutti gli aspetti della nostra esistenza. Il corpo si rafforza, la mente si calma, le emozioni si stabilizzano. L'attività fisica diventa parte integrante della nostra routine, ma in una versione gioiosa, armoniosa e rispettosa del nostro ritmo. È un percorso verso l'equilibrio, non cercando di raggiungere un ideale imposto, ma trovando la forma che ci si addice, quella che ci permette di fiorire pienamente.

Coltivando questo piacere del movimento, offriamo al nostro corpo l'opportunità di rivitalizzarsi e alla nostra mente l'opportunità di rilassarsi. Ogni passo è una vittoria sulla pesantezza della vita quotidiana, un passo verso una salute duratura e una migliore qualità della vita. Allora, riscopriamo la libertà di movimento, e permettiamoci di muoverci, non per portare a termine un compito, ma per assaporare l'energia che ci dona.

65. Amore per se stessi: la chiave definitiva per alleggerirsi

Nella nostra infinita ricerca di salute e benessere, c'è una verità essenziale che spesso viene trascurata: l'amor proprio. Non è un semplice concetto teorico né un'idea astratta, ma una forza viva e dinamica, un principio fondamentale per alleggerirci, non solo dal peso fisico, ma anche dai pesi emotivi e mentali che ci appesantiscono. L'amor proprio è, in realtà, la chiave definitiva per ritrovare la leggerezza del corpo e della mente, per raggiungere un'armonia duratura e, infine, per perdere peso con gioia.

È importante capire che l'amor proprio non è un atto egoistico, né un atto narcisistico. È una forma profonda di rispetto e gentilezza verso se stessi, un atto sacro che consiste nell'onorare il nostro essere nella sua interezza, senza giudizi o critiche. L'amor proprio, nella sua purezza, è liberatorio. Ci permette di accettare quello che siamo, con le nostre forze e le nostre debolezze, e di offrirci la possibilità di guarire, di fiorire, di trasformarci.

Alleggerisciti dall'interno per alleggerire il tuo corpo

Uno dei motivi per cui spesso facciamo fatica a perdere peso in modo sostenibile è il nostro rapporto con noi stessi. Se ci giudichiamo costantemente, se ci critichiamo incessantemente, se non accettiamo il nostro corpo così com'è, si crea una forma di stress cronico che, a lungo termine, crea un ambiente favorevole agli squilibri ormonali ed emotivi. Lo stress rilascia ormoni come il cortisolo, che ha l'effetto di favorire l'accumulo di grasso e di alterare il nostro metabolismo.

Quando impariamo ad amare noi stessi profondamente, entriamo in un circolo virtuoso. Amando noi stessi, scegliamo di prenderci cura del nostro corpo, di ascoltarlo, di offrirgli cibi nutrienti, gesti rispettosi, di dargli ciò di cui ha bisogno per rigenerarsi. L'amor proprio ci spinge a mangiare in modo sano e consapevole, a fare scelte che favoriscano il nostro benessere a lungo termine, e a non cedere alle tentazioni del cibo industriale o delle soluzioni rapide. È questo rispetto e questa attenzione verso noi stessi che ci permette di alleggerirci con naturalezza, senza pressioni, senza sensi di colpa.

La gentilezza come motore del cambiamento

Uno degli aspetti più potenti dell'amor proprio è la gentilezza. A differenza degli approcci rigidi alla disciplina, la gentilezza si manifesta attraverso la gentilezza verso se stessi, attraverso il riconoscimento che la trasformazione avviene nel rispetto del ritmo di ciascuno. Invece di cercare di imporre regole rigide o diete draconiane, l'amor proprio ci invita ad adottare un approccio più intuitivo, più in linea con i nostri reali bisogni.

Quando ci trattiamo con gentilezza, dimostriamo pazienza, comprensione e gentilezza verso le nostre imperfezioni. Ciò significa accettare che ci sono momenti in cui deviamo dal nostro percorso, in cui facciamo scelte meno salutari, senza rimproverarci. L'importante non è la perfezione, ma la continuità dell'impegno, nell'amore e nella gratitudine per ciò che realizziamo. Questa gentilezza ci consente di rilasciare tensioni inutili, ridurre l'ansia riguardo al cibo e alla nostra immagine corporea e creare spazio per la trasformazione.

Amore per se stessi ed equilibrio emotivo

Il nostro rapporto con il cibo è profondamente influenzato dalle nostre emozioni. Spesso mangiamo non perché abbiamo fame, ma per riempire un vuoto emotivo, per gestire lo stress, la tristezza, l'ansia o anche la gioia. Questo meccanismo, seppur naturale, può creare squilibri nel nostro corpo e nella nostra mente. Quando non amiamo noi stessi o non ci giudichiamo troppo severamente, cerchiamo inconsciamente di riempire questo vuoto interiore con il cibo.

Praticando l'amor proprio, iniziamo a identificare queste emozioni e a domarle. Invece di cercare di sfuggire o soffocare le nostre sensazioni con il cibo, impariamo ad accoglierle, a comprenderle, a liberarle in modo sano. L'amore per noi stessi ci offre l'opportunità di riconnetterci con la nostra essenza profonda, per trovare modi più equilibrati e naturali per gestire le nostre emozioni, senza ricorrere a comportamenti alimentari distruttivi.

La trasformazione inizia con l'accettazione

L'accettazione di sé è il primo passo verso la trasformazione. Non possiamo cambiare ciò che non vogliamo vedere o accettare. Accettare il nostro corpo così com'è, con tutte le sue imperfezioni, le sue specificità e le sue particolarità, è una forma di amore radicale. Non è un atto passivo, ma un atto di affermazione del nostro diritto a essere sani, a essere felici, a vivere pienamente. Significa riconoscere che ogni cellula del nostro corpo merita rispetto e cura.

Coltivando questa accettazione, ci diamo il permesso di trasformarci. Smettiamo di lottare contro il nostro corpo e le sue imperfezioni e iniziamo un viaggio verso la guarigione e l'equilibrio. L'accettazione è un gesto potente che libera l'energia necessaria alla rigenerazione del nostro corpo. Ci permette di fare scelte più consapevoli e più nutrienti, ascoltando veramente ciò di cui il nostro corpo ha bisogno.

Amare se stessi per alleggerire il corpo e la mente

L'amor proprio è il fondamento di una vita soddisfatta ed equilibrata. Amando noi stessi, liberiamo spazio per la guarigione, la crescita e la trasformazione. È un amore incondizionato che si manifesta attraverso gesti quotidiani di gentilezza, rispetto e dolcezza. Questo amore è la forza interiore che ci guida verso un corpo leggero, una mente pacifica e una vita piena di gioia. L'alleggerimento non avviene attraverso diete draconiane o privazioni, ma attraverso un atto di amore profondo e sincero verso se stessi. È nutrendo la nostra anima con gentilezza e compassione che possiamo veramente coniugare leggerezza e salute.

66. Perdono verso il proprio corpo

Nella nostra società moderna, il rapporto con il nostro corpo è spesso segnato da giudizi severi, aspettative irrealistiche e da un'incessante ricerca della perfezione. Questo sguardo critico, questo confronto costante con modelli imposti, finisce per nuocere all'amore che abbiamo per noi stessi. Tuttavia, il vero percorso verso la leggerezza, sia essa fisica, mentale o emotiva, passa attraverso un gesto semplice ma profondo: il perdono verso se stessi e, in particolare, verso il proprio corpo.

Il corpo, questo prezioso vaso che ci accompagna per tutta la vita, viene spesso maltrattato, ignorato o trascurato. Gli imponiamo diete restrittive, privazioni, sforzi incessanti, rimproverandogli di essere troppo grasso, troppo magro, troppo stanco o semplicemente "non abbastanza". Ma come possiamo sperare di trovare la pace interiore se nutriamo un rapporto di violenza e rifiuto verso chi ci porta? Il perdono verso il nostro corpo è il primo passo verso la riconciliazione con noi stessi, un'accettazione radicale di ciò che siamo.

Accetta il tuo corpo così com'è

Il perdono inizia con l'accettazione. Accetta il tuo corpo così com'è, senza cercare di cambiarlo, migliorarlo o sottoporlo a standard esterni. Questo non significa rassegnarsi alla stagnazione o all'inerzia, ma riconoscere che ogni corpo è unico, che porta dentro di sé la storia delle nostre esperienze, delle nostre ferite, ma anche delle nostre guarigioni. Il corpo non è il nostro nemico, è il nostro alleato. Reagisce alle nostre emozioni, ai nostri pensieri, alle nostre scelte di vita e ci invita ad ascoltare i suoi messaggi. Quando lo perdoniamo per non aver soddisfatto l'ideale che gli abbiamo imposto, iniziamo a stabilire un rapporto armonioso e rispettoso.

Il perdono verso il proprio corpo significa concedergli la libertà di essere quello che è, senza ostacolarlo con giudizi o diktat. È accettare la tua forma, le tue imperfezioni, i tuoi bisogni, i tuoi ritmi, i tuoi limiti, e offrirti ciò di cui hai veramente bisogno per nutrirti, riposarti e rigenerarti. Questa accettazione è la chiave per alleggerire i nostri pensieri e le nostre emozioni, perché ci libera dal peso del rifiuto e del senso di colpa.

Liberarsi delle ferite emotive

Molti di noi portano ferite emotive legate al nostro corpo. Queste ferite possono derivare da traumi passati, commenti offensivi, confronti costanti o dal fallimento di più diete. Spesso si manifestano attraverso disturbi alimentari, comportamenti restrittivi, compulsioni e frustrazioni. Ma queste ferite non possono essere sanate né con la violenza, né con le rivendicazioni. Al contrario, richiedono tempo, dolcezza e comprensione.

Perdonare te stesso significa anche liberarti da questi fardelli emotivi. È comprendere che il nostro corpo non è responsabile delle nostre sofferenze passate, che non è colpevole di non aver soddisfatto le aspettative che gli abbiamo imposto. Ha semplicemente reagito al nostro ambiente, alle nostre scelte, al nostro stato emotivo. Il perdono ti permette di lasciar andare, guarire ferite invisibili e trovare pace con te stesso.

Nutri il tuo corpo con amore

Il perdono non si limita a un processo intellettuale o emotivo, si riflette nelle nostre azioni quotidiane. Perdonare noi stessi significa anche scegliere di nutrire il nostro corpo con amore e gentilezza. Ciò significa offrirgli alimenti vivi, ricchi di nutrienti ed energia, che rispettino il suo equilibrio naturale. È scegliere di custodirlo attraverso gesti semplici: acqua pura per idratarlo, verdure fresche di stagione per nutrirlo, momenti di calma per rigenerarlo.

Il perdono passa anche attraverso la pratica dell'ascolto. Invece di costringere il nostro corpo a seguire una dieta o un programma di esercizi dettati da standard esterni, dobbiamo insegnargli ad ascoltarli.

Quali cibi sono davvero adatti a lui? Quando ha bisogno di riposo? Quando è pronto per allenarsi? L'ascolto attento delle nostre esigenze ci guida verso scelte più appropriate, più rispettose e permette al nostro organismo di ritrovare il suo naturale equilibrio.

Perdono e trasformazione interiore

Perdonarsi significa accettare che il nostro cammino è fatto di alti e bassi, successi e fallimenti, senza mai giudicare. Questa è la chiave per liberarci dal senso di colpa, dallo stress e dalla pressione costante. Perdonando il nostro corpo, riacquistiamo il nostro potere interiore, ci riconnettiamo con fiducia e questa trasformazione interiore si riflette naturalmente nel nostro corpo. Il peso non è più un'ossessione, diventa secondario rispetto all'essenziale: il nostro benessere.

Il perdono verso il proprio corpo, lungi dall'essere una rinuncia o una rassegnazione, è un atto di profondo amore. È un impegno a prendersi cura di sé, a onorare il proprio corpo così com'è, a offrirgli ciò che merita per rigenerarsi. Questo processo è liberatorio e trasforma la nostra relazione con noi stessi. Coltivando amore e rispetto ci alleggeriamo non solo del nostro peso fisico, ma anche del nostro peso emotivo. Il perdono è il percorso verso una trasformazione duratura, armoniosa e gioiosa.

67. Crea abitudini felici e durature

Cambiare le proprie abitudini alimentari e di vita per ritrovare vitalità e leggerezza non è un percorso di privazione o di lotta continua contro se stessi. È un viaggio di appagamento, di ascolto e di piacere. È integrando abitudini gioiose e sostenibili nella nostra vita quotidiana che possiamo raggiungere il vero benessere, senza dover contare le calorie o vivere nella costrizione. Non si tratta di costringerti a fare qualcosa che non ti piace, ma di adottare pratiche che nutrono il tuo corpo, la tua mente e la tua anima.

L'idea di cambiare le tue abitudini, soprattutto quelle alimentari, può sembrare intimidatoria, persino travolgente. Troppo spesso pensiamo che per riuscire a perdere peso o a prenderci cura della nostra salute dobbiamo sacrificare i piaceri o adottare comportamenti rigidi e severi. Ma è proprio questo approccio estremo che porta al fallimento, alla frustrazione e, in definitiva, alla rinuncia. Le abitudini che ci permettono di sentirci bene, nutrirci e prosperare devono essere facili da integrare, gioiose e allineate con la nostra vera natura.

L'importanza della dolcezza e della semplicità

La prima regola per creare abitudini durature è concentrarsi sul mantenere le cose semplici e delicate. Non si tratta di stravolgere tutto in una volta, ma di integrare gradualmente nuove pratiche adatte a noi. Devi darti il permesso di non essere perfetto, di muoverti al tuo ritmo e di essere gentile con te stesso. Si parte da piccoli, ma significativi, gesti quotidiani: bere un bicchiere d'acqua al mattino a stomaco vuoto, fare una passeggiata nella natura, prendersi il tempo per godersi un pasto in modo consapevole.

Questi gesti semplici, ma profondamente nutrienti, possono sembrare banali, ma costituiscono la base di uno stile di vita rispettoso del nostro equilibrio naturale. L'obiettivo non è spuntare caselle, ma vivere ogni azione con attenzione e gratitudine. È così che creiamo abitudini gioiose, che risuonano con il nostro corpo e i nostri bisogni profondi.

Il piacere al centro del cambiamento

Un elemento essenziale per creare abitudini durature è mettere il piacere al centro della nostra vita quotidiana. Troppo spesso associamo l'idea di "cambiamento" a una forma di sacrificio, ma in realtà sono le abitudini che ci danno piacere ad avere maggiori probabilità di durare. È questo piacere che ci spingerà a ripetere queste azioni giorno dopo giorno, senza che sembri uno sforzo.

Prendiamo l'esempio del cibo. Piuttosto che vedere l'alimentazione sana come un vincolo, vediamola come un invito a esplorare nuovi gusti, nuove consistenze, a scoprire ricette semplici e gustose, ad assaporare ogni boccone. Mangiare con piacere significa nutrire il nostro corpo in modo gioioso e consapevole. Non è l'obbligo di mettersi a dieta, ma la libertà di abbracciare cibi vivi e stagionali, di fare scelte che ci deliziano e nutrono la nostra energia in modo duraturo.

Il piacere è anche movimento. Non dobbiamo sforzarci di seguire routine di esercizi che odiamo. L'attività fisica dovrebbe essere fonte di gioia. Può essere un ballo improvvisato in salotto, una passeggiata nel parco, yoga, giardinaggio... Non importa quale forma assuma, purché l'attività ci permetta di riconnetterci con il nostro corpo, il nostro respiro e la nostra sensi. Il piacere diventa il motore della nostra trasformazione, e non un semplice obiettivo da raggiungere.

Ascoltare te stesso come guida

Affinché una nuova abitudine diventi veramente sostenibile, deve essere realizzata in conformità con le nostre esigenze e i nostri ritmi. È essenziale ascoltare il nostro corpo e le nostre emozioni, piuttosto che seguire raccomandazioni esterne che non tengono conto della nostra individualità. Quando ci lasciamo guidare da ciò che sentiamo veramente, adottiamo un approccio naturale, fluido, che rispetta le nostre capacità e i nostri desideri.

Ciò significa fermarsi di tanto in tanto per dare uno sguardo gentile a te stesso e ai tuoi bisogni. Di quanta energia ho bisogno oggi? Sento il bisogno di muovermi o riposarmi? Questo pasto mi sta davvero nutrendo? Queste domande semplici, ma cruciali, ci aiutano a rimanere allineati ai nostri valori e aspirazioni profonde, senza forzare o giudicare.

Coerenza, ma senza pressioni

La costanza nell'adottare nuove abitudini è importante, ma va alimentata con infinita gentilezza. È normale incontrare ostacoli, momenti di scoraggiamento o addirittura ricadute. Ma ciò che conta non è la perfezione, ma l'intenzione e l'impegno in ogni momento. Se ci lasciamo trasportare dalla pressione di dover essere perfetti, rischiamo di creare un clima di stress e senso di colpa che distrugge tutto il lavoro che abbiamo compiuto.

Le abitudini gioiose si basano sull'accettazione del fatto che tutto è un viaggio, con i suoi alti e bassi. È in questa flessibilità che risiede la sostenibilità. Permettendoci di prenderci del tempo, di prenderci una pausa, di tornare alle nostre pratiche con entusiasmo, diamo al nostro corpo e alla nostra mente l'opportunità di rigenerarsi e prosperare.

Un equilibrio di vita in armonia con se stessi

Creare abitudini gioiose e durature significa, soprattutto, impegnarsi in un processo di autonutrimento. Non si tratta di seguire un programma rigido, ma di adottare pratiche che, nel tempo, ci permettano di vivere in armonia con noi stessi. Significa comprendere che la bellezza di una vita sana sta nella leggerezza dell'essere, nella fluidità dei gesti quotidiani e nel piacere che vi troviamo. Sono queste piccole azioni ripetute con amore e cura che, nel tempo, creano la vera trasformazione. E qui sta la chiave per una vita realizzata, una vita che onora il corpo, la mente e l'anima.

Coltivando queste abitudini gioiose e naturali, ci regaliamo il dono più bello: una vita leggera, serena, piena di vitalità e, soprattutto, di piacere.

68. Perdere peso significa rinascere a te stesso

Perdere peso non è solo una questione di peso. È un percorso di profonda trasformazione, un atto di riconciliazione con se stessi. Troppo spesso associamo la perdita di peso al sacrificio, alle diete rigide e allo stress. Ma dimagrire davvero è prima di tutto un ritorno a se stessi, una rinascita. È la possibilità di essere nuovamente pienamente presenti nel tuo corpo, nel tuo cuore e nella tua testa. È un invito a riconnetterci con la nostra essenza, a ridiventare la persona che siamo sempre stati, ma che a volte abbiamo perso di vista nel tumulto della nostra vita moderna.

Il processo di dimagrimento è soprattutto un processo di accettazione e di ascolto. Non è una guerra contro il nostro corpo, ma un'alleanza con esso. Si tratta di comprendere che ogni cellula, ogni organo, ogni muscolo è un messaggio del nostro essere profondo. Quando decidiamo di liberarci dal peso in eccesso è soprattutto per liberarci dei pesi invisibili, quelli che appesantiscono la nostra mente, le nostre emozioni e che ci impediscono di vivere pienamente. È un'occasione per liberarci dalle memorie del corpo che ci pesano e ci impediscono di evolvere.

L'importanza dell'ascolto interiore

Rinascere a se stessi è soprattutto riconnettersi con questo ascolto interiore che ci guida. Spesso abbiamo perso questa capacità di sentire ciò che il nostro corpo, il nostro cuore e la nostra mente hanno da dirci. I nostri pensieri, le nostre emozioni, i nostri desideri, tutto ciò ha un impatto diretto sul nostro benessere fisico. Reimparando ad ascoltare i nostri bisogni primari, diventiamo più consapevoli di ciò che mangiamo, di ciò che sentiamo, di ciò che sperimentiamo. Ci permettiamo così di sperimentare una trasformazione più dolce, più rispettosa della nostra natura profonda.

Riconnettersi con il proprio corpo è il primo passo per liberarsi dal peso eccessivo. Tendiamo a nutrire il nostro corpo senza ascoltarlo veramente, mangiando per abitudine o per riempire un vuoto emotivo. Ma una volta che ci fermiamo ad ascoltare, spesso scopriamo che i nostri bisogni reali sono molto diversi da quelli che immaginavamo. Abbiamo bisogno di nutrirci in modo vivo, cibo ricco di vitalità, colori, sapori naturali, che siano in perfetta armonia con il nostro essere interiore.

Nutre il corpo, nutre l'anima

Perdere peso significa mangiare in modo diverso. Questo non è un atto di restrizione, ma un atto di amor proprio. Non si tratta di eliminare cibi o di privarci del piacere, ma di scegliere cibi che nutrono veramente il nostro corpo, che gli forniscano l'energia necessaria per risplendere. Si tratta di alimenti vivi e vibranti, come frutta, verdura, semi germogliati, legumi, cereali integrali, che nutrono le nostre cellule e ripristinano il nostro equilibrio interiore. Gli alimenti vivi sono un riflesso della nostra vitalità.

Ma non basta fornire cibo sano al nostro organismo. Dobbiamo anche nutrire la nostra anima. Ciò comporta l'attenzione che diamo ad ogni gesto, ad ogni pasto, ad ogni movimento. Dobbiamo mangiare con consapevolezza, apprezzando ogni boccone, assaporandone la consistenza e il gusto, onorando il cibo che ci permette di vivere ed evolverci. È in questa connessione con la natura e con se stessi che si trova la vera guarigione.

La bellezza di una dolce trasformazione

Rinascere non significa un cambiamento improvviso, ma un processo graduale, rispettoso del nostro ritmo. La trasformazione arriva quando lasciamo andare le nostre vecchie credenze e iniziamo ad accettare il nostro corpo così com'è, nella sua bellezza originale. Perdere peso diventa allora un atto d'amore, un processo naturale che emerge quando smettiamo di lottare contro noi stessi. Non è una questione di perfezione, ma di progressione.

La bellezza di una tale trasformazione sta nella dolcezza. È una metamorfosi lenta ma profonda. Prendendoci cura del nostro corpo permettiamo alla nostra mente di liberarsi e creiamo così un circolo virtuoso. Più rispettiamo noi stessi, più diventiamo leggeri, sia nel nostro corpo che nella nostra mente. Ci sentiamo più liberi, più vivi, più realizzati.

Liberati dal peso delle emozioni

La perdita di peso, nella sua dimensione più profonda, è anche un modo per liberarci dalle emozioni negative che ci appesantiscono. Troppo spesso ci rivolgiamo al cibo come meccanismo di difesa contro stress, tristezza, ansia o frustrazione. Ma una volta che arriviamo a patti con noi stessi, accettiamo le nostre emozioni e scegliamo di liberarle in modo più sano, la necessità di ricorrere al consumo emotivo diminuisce. Impariamo a vivere pienamente le nostre emozioni, senza cercare di soffocarle con il cibo.

Questo lavoro di guarigione emotiva è essenziale quanto la guarigione fisica. È un processo di trasformazione interiore che accompagna la nostra evoluzione. Imparando ad ascoltare e onorare le nostre emozioni, permettiamo a noi stessi di lasciare andare vecchie ferite e creare nuove prospettive nella vita.

Una nuova visione del corpo

Dimagrire significa anche dare al corpo il posto che merita. Non si tratta di un semplice riadattamento fisico, ma di una vera riconciliazione con la propria immagine di sé. Smettiamo di vederci come un corpo imperfetto o troppo pesante. Iniziamo a percepire il nostro corpo come un tempio sacro, uno strumento di vita e di gioia. Ogni movimento diventa un atto di gratitudine, ogni respiro una fonte di rinnovata energia. È in questa nuova visione di sé che la trasformazione assume tutta la sua dimensione.

L'amor proprio come forza trainante

Perdere peso significa rinascere. E la chiave di questa rinascita sta nell'amor proprio. È questo amore incondizionato che ci spinge a prenderci cura del nostro corpo, a rispettare il nostro ritmo, a nutrire la nostra anima. Coltivando questo amore profondo, apriamo la porta a una vita più leggera, più serena, più realizzata. Perdere peso diventa allora una celebrazione della vita, una celebrazione di sé stessi.

È in questo spazio di amore, rispetto e dolcezza che avviene la trasformazione. Ed è così che, giorno dopo giorno, rinasciamo a noi stessi, in tutta la nostra bellezza, la nostra vitalità e la nostra libertà.

69. Vivere con leggerezza: gioia ritrovata

Vivere con leggerezza non significa solo indossare un corpo più snello. È un'arte di vivere, un modo per imparare nuovamente a sentirsi liberi nel proprio essere, a liberare non solo il proprio corpo, ma anche la propria mente e il proprio cuore. La leggerezza è uno stato interiore, un sottile equilibrio tra ciò che mangiamo, ciò che pensiamo e come agiamo. È un percorso verso la gioia vera, quella che si trova dentro di noi, nel rispetto del nostro corpo e della nostra natura profonda.

Leggerezza, questa parola può sembrare semplice, ma ha un significato. Leggerezza fisica, certo, ma anche emotiva, mentale e spirituale. È una chiamata a mettere da parte ciò che ci appesantisce, a liberarci dai nostri pensieri limitanti, dalle nostre abitudini alimentari artificiali, dalle nostre convinzioni ancorate alla mancanza o alla sofferenza. La leggerezza è la libertà ritrovata.

Ritorno alla semplicità

Per vivere con leggerezza bisogna prima tornare alla semplicità. Troppo spesso complichiamo le nostre vite, attraverso le nostre scelte alimentari, il nostro ritmo di vita o le nostre interazioni sociali. Il segreto della leggerezza sta nella capacità di semplificare, eliminare il superfluo e concentrarsi sull'essenziale. In termini di cibo, questo significa tornare a un'alimentazione viva, ricca di colori, sapori autentici e nutrienti. Frutta fresca, verdura di stagione, semi germogliati e cereali integrali, questi i pilastri della leggerezza.

Il cibo vivo è ciò che ci collega alla terra, alla natura e alla nostra stessa vitalità. Ci permette di nutrire il nostro corpo senza appesantirlo, rispettando il suo ritmo naturale e le sue reali esigenze. Mangiando in questo modo liberiamo il nostro corpo dalle infiammazioni, dalle tossine e dagli eccessi di alimenti trasformati, responsabili della pesantezza fisica e mentale.

Il corpo come riflesso della mente

Il nostro corpo è lo specchio del nostro stato d'animo. Quando è appesantito, intorpidito da cibi inadatti o da emozioni represse, ci parla. La leggerezza fisica nasce dall'equilibrio interiore, dall'armonia tra ciò che mangiamo, ciò che pensiamo e il modo in cui ci muoviamo. Imparando ad ascoltare i messaggi del nostro corpo ci diamo la possibilità di capire cosa lo appesantisce e gli offriamo la libertà di liberarsi.

In questa ricerca di leggerezza l'esercizio fisico gioca un ruolo essenziale. Il movimento consente al corpo di rilasciare tensioni, tossine e blocchi accumulati. Stimola la circolazione sanguigna, favorisce la disintossicazione e, soprattutto, ci riconnette alla gioia di vivere. Non si tratta di ricercare la prestazione o la stanchezza, ma di imparare a muoversi con piacere, con fluidità, con leggerezza.

Coltiva la respirazione profonda

Un'altra chiave per vivere con leggerezza è respirare. Respirare profondamente, lentamente, ci ancora nel momento presente, nel nostro corpo. La respirazione consapevole aiuta a rilasciare la tensione, a nutrire ogni cellula del nostro corpo con ossigeno e a favorire il rilassamento. È un vero alleato della leggerezza, perché ci aiuta a lasciare andare, a liberarci dei pesi invisibili che spesso ci portiamo dietro senza saperlo.

Quando impariamo a respirare pienamente, sentiamo leggerezza nel nostro corpo e nei nostri pensieri. La respirazione consapevole è un invito a rallentare, a calmarsi, a riconnettersi con la nostra essenza. È un atto di gentilezza verso noi stessi, un modo per permetterci di essere in armonia con chi siamo.

Lasciar andare, la chiave della leggerezza

Lasciar andare è senza dubbio uno degli aspetti più importanti della leggerezza. Spesso tendiamo ad aggrapparci a idee, emozioni, situazioni, comportamenti che ci appesantiscono. Lasciare andare non è una rinuncia, ma un modo per liberare l'energia che è bloccata dentro di noi, per liberarci di ciò che ci impedisce di andare avanti. È anche permetterci di accettare che non tutto è perfetto, che il nostro viaggio di vita, proprio come la nostra trasformazione, è un viaggio fatto di apprendimento, di alti e bassi.

Coltivando questa capacità di lasciare andare ciò che non è più utile, ci liberiamo. Ci liberiamo dalle nostre paure, dai nostri dubbi e dalle nostre tensioni. Lasciar andare è una pratica quotidiana, una scelta che facciamo in ogni momento. Più ci permettiamo di liberarci dei pesi del passato, più facciamo spazio alla leggerezza e alla gioia.

La gioia di vivere nel presente

Vivere con leggerezza è soprattutto vivere pienamente il momento presente. Troppo spesso viviamo nel passato, attaccati a ricordi dolorosi o rimpianti, oppure al futuro, in ansia per ciò che potrebbe accadere. Leggerezza è essere lì, qui e ora, pienamente connesso alla nostra esperienza di vita. È assaporare ogni attimo, ogni gesto, ogni respiro. È provare gratitudine per ciò che abbiamo, senza aspettarci che tutto sia perfetto.

La leggerezza è una forma di gioia pura, quella che nasce quando accettiamo di vivere senza pesi, quando ci permettiamo di godere appieno della bellezza di ogni attimo. È una gioia silenziosa, una gioia interiore che non dipende da circostanze esterne, ma che emana dal nostro essere profondo.

Leggerezza e trasformazione

Vivere con leggerezza è anche un atto di trasformazione. Scegliendo di alleggerirci trasformiamo non solo il nostro corpo, ma anche il nostro rapporto con noi stessi e con il mondo. Impariamo a vivere con più fluidità, dolcezza e rispetto per noi stessi. Ci offriamo la possibilità di cambiare le nostre abitudini, di cambiare la nostra visione del mondo e di riscoprire la nostra vera essenza.

La leggerezza è un viaggio, non una destinazione. È un riflesso del nostro impegno a prenderci cura di noi stessi, ad ascoltare il nostro corpo, a nutrire il nostro spirito e a coltivare la nostra gioia. È un percorso verso la libertà, la serenità e la pace interiore. Ed è in questa ritrovata leggerezza che possiamo pienamente risplendere, vivere ed essere felici.

Vivere con leggerezza è quindi molto più di un semplice obiettivo fisico. È una vera arte di vivere, uno stato d'animo, un modo di nutrire il nostro corpo e la nostra anima con amore e rispetto, affinché, ogni giorno, ci avviciniamo un po' di più alla gioia profonda che risiede dentro di noi.

Cari lettori,

Al termine di questo viaggio attraverso i principi di una dieta viva e antinfiammatoria, è il momento di ricordare a te stesso che la vera trasformazione non sta in un semplice cambiamento di peso, ma in una profonda trasformazione del tuo essere. Il percorso che hai percorso attraverso queste pagine ti invita a un'intima riconnessione con il tuo corpo, le tue emozioni e le tue aspirazioni. Perdere peso con gioia non è una corsa verso una figura perfetta, ma un invito a riconnettersi con la propria essenza, a onorare il proprio corpo e ad abbracciare ogni passo del proprio viaggio con gentilezza e pazienza.

Ora è il momento di nutrire il tuo corpo nel modo più naturale possibile, con cibi che lo sollevano e lo rispettano. Le scelte che fai ogni giorno hanno un potere immenso sul tuo benessere, non solo fisico ma anche mentale ed emotivo. Il tuo corpo è il tuo tempio e merita tutto l'amore e l'attenzione che puoi dargli.

Ti incoraggio a continuare su questa strada, ad ascoltare i tuoi bisogni profondi, a celebrare ogni progresso, non importa quanto piccolo. Il tuo benessere è un viaggio, e ogni passo verso la leggerezza, la gioia e la salute è una vittoria. Prenditi il tempo per assaporare ogni momento e onorare la tua trasformazione.

Se hai trovato queste pagine utili e stimolanti, condividi la tua esperienza con gli altri. Le tue parole possono essere fonte di motivazione e ispirazione per coloro che, come te, desiderano vivere una vita più sana e gioiosa. Lascia una recensione, una testimonianza del tuo percorso, affinché questa avventura di trasformazione possa raggiungere ancora più persone.

Ti ringrazio profondamente per aver dedicato questo tempo a te stesso, alla tua salute e alla tua felicità. Possa la gioia, la vitalità e l'equilibrio essere con te in ogni momento del tuo viaggio.

Con tutto il cuore e la gratitudine.